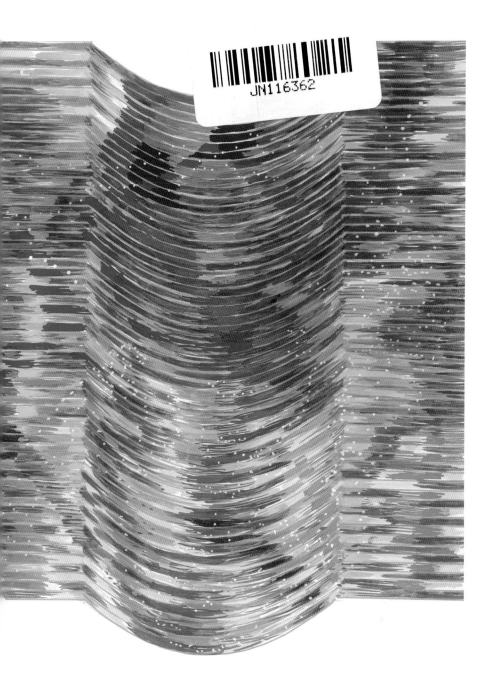

診法愚解

邦医学テキスト

Traditional Japanese Medicine

木田一歩

静風社

This book is expected that becomes a light of a request on the way you advance.

ことのはじまり

　1945 年以後の日本は、それまでの日本文化を全否定し、ひたすら反省する国になってしまった。それは戦争を通して「科学を学ばず近代化に遅れた事が敗戦の原因」と感じたからである。そのためには世界潮流の物理化学を積極的に学び、近代学の祖であるコッホやパスツールの研究を研鑽し、これを学び進んで行く事こそが近代化であるとする、ある種の呪縛が令和の現代まで蔓延っている。

　この戦後 75 年の思想実験は、それまでの日本が育んできた文化思想による日本人を破壊して、全く別の思想文化を持つ偽日本人を作ってしまった。その一つの表れが『医学診断法』である。現代の病院で行われている医学診断方は、科学的根拠に基づく血液診断方と大層で立派な機械による画像診断方が中心で、それまでの非科学的でエビデンスが示されない「手指感覚診断方」は信じるに値せずとして重要視されなくなった。

　果たして戦前の感覚診察はもう使えない旧式の方法だろうか。戦後の化学医学が発達した診察方法で、本当に病気の原因が特定でき合理的短時間で治っているのだろうか。

　その前に戦争以前と以後とで私達日本人は何が変わったのだろう。山や川の自然は戦争の前後で何も変わっていないし、樹齢何千年の木々を自然崇拝する日本人の心は何一つ変わっていない。ただ「敗戦理由の近代化に遅れた文化」と言う排他的、封建的意思決定だけが先走り偽日本文化を作っているように思える。

　確かに現在の化学医学がもたらした有益な事は認めても、それが地方の現場医まで浸透している様には到底思えない。私達はこれからも日本に住んで生きていく限りにおいて、日本の独自文化を継承しつつ西洋文化を足していく方が自然な流れで、まだ少数ではあるが「日本文化の見直し」と言う潮流が作られ始めている。

　その一つが「漢方」で、この治療診断システムは一見唐突無形に見えるが、長い歴史の中で様々な人々に研鑽されて今に至るエビデンスを有する方法である。但し個人の指頭感覚を文章表現して後世に伝えようとしているのであるから、読み手の基礎知識と臨床経験が共鳴しない限り理解が得られない。つまり経験知がない初学者と基礎知識がない者は理解出来ないのである。

　本書はその解決の為に多くの書籍と愚木の経験とを合わせて述べたもので、これから臨床経験を積んで脈診、腹診を学びたいと希望する初学者の方々に、またこれまでに十分臨床経験があり再確認を希望する方々へとの思いで書き上げた。少しでも学びの踏み石になれば幸いである。

著者記す

目　次

第3章 臨床例 239

第 1 章

脈法愚解

1　脈診の意義、目的

　人は様々な影響を受けながら生きている。例えば環境、気候、風土、食品、付き合い、住宅、思想等である。それらは全て身体内に影響を与え性格や骨格、病気といったモノを形成する。影響を受けないのは性別、寿命、誕生日という**神**（天地自然）が決める事位であろう。**脈を診る**とは種々の影響を受けながら人が生きていく日常を知る手段の一つであるから、それを拠り所にして治病を行なう者は、歳の運気、季節、天候、排泄、飲食、睡眠、感情等ありとあらゆるモノの身体に与える影響を考え、しかもそれらが相互に関係して発病しているという因果を解明しなければいけない。つまり脈診が出来ない者は痛んでいる箇所しか治病が行えず、脈診が出来る者は痛んでいる箇所に影響を及ぼしている原因考察も行って治病が出来るので、短期間でしかもその後の養生についても適切に指導が行なえるのである。これ故に脈を学ぶとは膨大な時間を要し日頃からの鍛錬が要すると古くから言われる。

　脈を学ぶには、先ず病症を理解して脈状と合わせて病機を考え、その病機理論から鍼灸や投薬等の方法を駆使して症状と脈状の改善を図り確認することから始める。つまり訴えとして現れている病症と、技術がないと理解確認がし難い脈状を治療によりつなぐのであり、つなげることで逆にその脈状を理解して知識を蓄積するのである。そして脈状による病症理解が出来れば、日常行為の影響である睡眠、労働、飲食、排泄等の影響を脈状から読み取れるように更に努力すればよい。その努力を繰り返せば脈状が現す意味や、症状に至る経緯が把握でき未来も予想が出来る様になる。これが脈を学ぶ者の姿勢である。

　▪例えば**03 年 3 月啓蟄を過ぎた頃、雨天の日に来られた膝が痛む 65 才の女性**について考える。

　このような人の場合、1, 膝が痛む　2, 女性　3, 65 才　4, 雨天　5, 啓蟄を過ぎた頃　6, 03 年という情報で病機を考察する。この番号の数字が大きくなるに従い知識レベルが上がるということであるから、初学の人は 1 しか理解出来ないが、熟練の人は 6 までをその思考の中に入れて治病出来る。

　そして脈が「**全体的に沈位にして軟実で一息 4.5 至からやや 5 至、右関上脈がやや浮いて少し実脈を呈し、左尺中脈も同様に浮き気味であるが虚脈を示し**

ていた」とすると、「膝の内側が痛み少し浮腫がある」との切経から「脾経が痛む」という情報に加え、

- 初学の人は脾経の治療をするだろう、また右関上を意識して胃に対して処置を加えるかもしれない。
- そして知識レベルが向上するに従い、虚火が身体内で発生して陰気の形を維持する力が不足している事を、尺中脈の脈状や軟実の脈状より察して陰気の虚渇についても治療をするだろう。
- 更に高いレベルの人は、雨が多い外界の湿度によって陽気が動かず浮腫を起こしている、啓蟄は天界の少陽の気が旺気する時期、03 年は火運不及の歳である等といった事も考慮して配穴し薬法も定め、入浴方法や食事の内容、病院での検査の助言等をして今後の予防まで出来るのである。

この様に脈を取る意義目的は、病人の過去や性格、生活態度や習慣、将来に対して展望を知ることであり、合理的に医療を進めるに当たり医家として最低出来なければならない技術である。その為に学習と反復、成果と反省によって、その全容が述べられている古典の解釈を深めなければならない。蛇足的に、脈状は必ず裏付けが必要である。仮に**浮脈**というならば、**表**或いは**上焦**に何らかの症状を見なければ浮脈が立証できないし、脈を診たとは言えないのである。

2　脈神

　一般に脈を取る。脈を診ると言うが、脈は取ったり診たりするものであろうか。愚考するに**脈は感じるモノ**であろう。実際脈の拍動は動脈という形を有する血管の拍動であるが、本来心臓は何故に動き続けているのであろうか。西洋医学的な解釈ではなく、形而上学的に「心臓は神を有する臓器」と考えた場合、道教的には**無為自然の力**が心臓に働くからと理解する。そして日本では古くから心臓を心と呼び「心が人の行動を規範する」として精神論が展開されてきたが、形而上学的にこころはモノを思う働きも有し、その「モノを思うこころの様子」が反映されているのが脈である。つまり脈は自分の意志とは別の意志で動かされている心臓の拍動で、尚且つ常に一定せず仏教で言う「こころ、ころころの様子」を現しているのであるから、脈を流している主体は形を持たない形而上の神という事になる。即ち脈は、この神が流れる様子を窺うのであるから、脈を取るとか、脈を診るとかの表現は適切ではない。脈は自分の中にも存在する神によって、その人

の神に触れる或いはその人の神を感じるのである。そして互いの神を比較する事で異なっている箇所を見つけ出し、症状に対して処置を加えるのが本来の脈診である。このことを

『素問・移精變氣論』は「得神者冒．失神者亡．」

『張景岳』は「善為神脈者．貴在察神．不在察形．察形者．形千形万不得其要．察神者．惟一惟精．独現其真也．」

『李東垣』は「脈中有力．即有神也．」

と各書で述べている。

そしてその条件として「自分の神と相手の神を比較して異なったところを感じる」のであるから、常に**自分の神は絶対に正しい**という前提で診なければならない。いわゆる自分の神が正しくない条件で相手の異なっている神を映しても正しい実像は映らない。つまり自分の中の鏡を歪ませずいつも正しく映せる様にすれば、病人の脈に触れるだけで相手の異なっている箇所を映せるという事であるが、しかしいつもこの様であらねばと思いながら、この様にならないのが常であり、現に私自身いつも歪んでいる。即ち心の修行が足りず脈を感じる事が出来ずいつも正しく映せないので、形而下に落として脈管の内容物の様子や、脈の拍動部位を考慮しながら、経験を踏まえて脈を診ているのである。

3 六部状位診での脈の取り方

■ 立つ位置

通常診察台の横に立って診るが、この時自分の正中線と相手の陰部を横に平行する線とを合わせた位置に立つ。

自分の縦線と相手の横線を直角に交わらせる。この時診者の身体の重心は病人の頭部側に傾ける。

■ 指の当て方

多くの『脈書』で述べられている

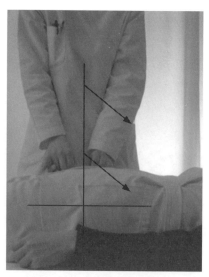

立つ位置　重心を頭部側に傾ける

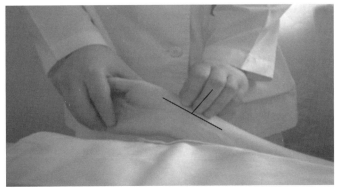

図1 直角に指を当てる

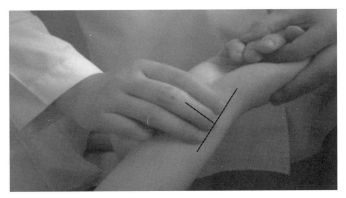

図2 直角に指を当てる

様に、

- 単按では**図1**のように茎状突起を中心に三指の位置を決めるが、このとき反対の手で親指を内側に入れて軽く手首を反らし、脈部を広く取らなければならない。そして脈の流れと当てる指の角度はいつも直角になっていることが重要である。
- 総按では骨盤の内側に病人の手を乗せて手首を反らし両手同時に診るが、単按同様指の角度は直角でなければならない。
- 脈を診る時は目を閉じている方がよくわかる。

- **図2**の診方は**図1**の茎状突起を基準にした取り方ではなく、寸口部を基準

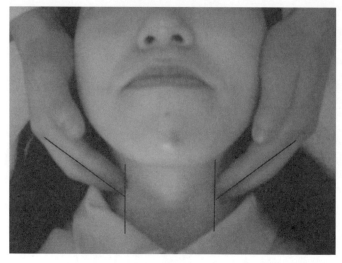

図3

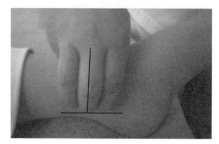

図4　直角に指を当てる

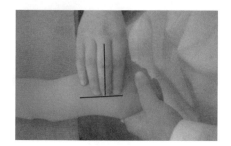

図5　直角に指を当てる

にして関上、尺中と位置決めを行なう。これは奇経を診る場合の**九道の脈を診る場合の取り方である**。茎状突起という基準が無い為に三部の位置が定まりにくく、指の位置が三部ではない場所を診る可能性がある。初学の方は通常の**図1**の指の当て方を勧める。

- 人迎部は頭部より指を当てて診るとよい（**図3**）。
- 太谿部も寸口部と同様、診所の足関節を動かして広く取り脈状を窺う（**図4**）。
- 趺陽部は足先をやや下方に向けて指間を広く取って一番感じる部の拍動で診る（**図5**）。

本来の意義からは外れるが、診にくければ肝経、太衝穴でも診るとよいかもしれないが、少し慣れないとその拍動は見つけにくい。

4　脈管

　脈管は脈と管から成る。字源では脈＝月＋派（枝分かれしていく様子）で、これは身体内で血管が細部に枝分かれしていく様子を表している。（脉は俗字）『診家正眼』に「古く脈は血編で書かれていた。この字は血に従って気血が流行していたことを示す字だが今は月篇の脈と書く。これは胃が主体となって作っている筋肉が、気血を作る基になって脈を作っていることを知る字と言える。」と述べられている。脈管の脈は陽気を多く含む流動するモノ、管は陰気から形のある空間を作り出して常に収斂する方向を有すモノである。この脈管の動きは常に五臓から発せられる五種の精気により管理される。

4-i　管の構造

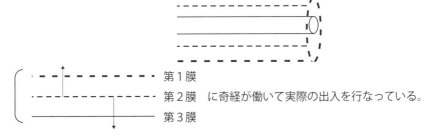

第1膜
第2膜　に奇経が働いて実際の出入を行なっている。
第3膜

脾が管の幅（厚み）を管理している。
心が流体の方向を管理している。
肝が流体の速さを管理している。
肺が管の内径（空間容積）を管理している。
腎が流体の粘度を管理している。
これら一連の動きによって脈管は運営されている。

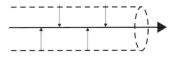

5 内容物

　本来精、気、津、液、血、脈は一つのモノだが、敢えて六つに分けると名前が変わる。この生理から『内経』で述べられているように、十二経脈は胃を介して作られた営気の様子が反映される。これは『難経・一難』で述べられている「脈診はどのように営気が胃を介して作られたかを知り、且つそれが行き渡ったかを知る」方法論である。経脈は脈の道路を指し動きは脈拍動として現れる。このように脈は営気の純粋なエキスで、それが集まって流れているのが経脈である。気と血は明らかに異なるモノだが、脈中で互いに融合して同化し衛気と営血とに分かれて脈の動きに従って行っている。

　人は有形のモノを食することで生かされているが、このモノが中焦に納まった時点から生命が動き出し、中焦にモノが入らなくなった時点で亡くなっていく。この中焦に納まったモノを加工して形を変え、不用になったモノを排泄する循環で生命は維持されているが、この時の**動き方**を表したモノが脈である。故に血は単独ではなく気と水と共に合わさった融合体で動き、常に一定の速度と質量と方向を有し、流れる川の如く動いて生命維持の根幹を為している。このことから脈と気と血の三者は分けようにも分けられないモノなのである。

　李時珍はこれを『四言挙要』で「脈は血の脈で気血先血の墜道であり、気と相応する血の府であり、心の包みであり皮である。腎から始まり胃から生まれ、陽の中の陰で営衛を本とする。営は陰血で衛は陽気で、営は脈中を流れ衛は脈外を護衛している。脈は自ら流れず気によって動かされ、気が動くことで脈が共に連動して動き陰陽の交会を為している。そして波の如く上下を循環して全身を流布していく…」と述べている。

5-i　血の作られ方

■ 霊枢・決気篇

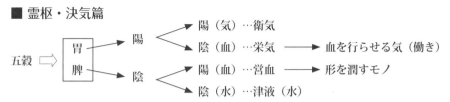

■ 霊枢・邪客篇

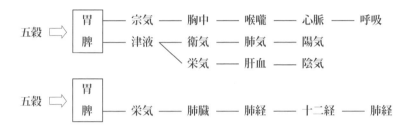

5-ii　血色

　物理的に火力を加える前後でモノの質は異質になるが、その異質に変わった事を目視で認識する場合に表す色は赤である。これは生体でも同様に脈管を流れるモノ・血液の色が赤なのは、体内で内臓による火力代謝が行なわれた事を表す。つまり中脘穴より胃を介して作られた精穀に、肺臓が取り込んだ酸素が加わり作られたモノが、五臓の相火で代謝されて異質のモノに変化した事を示す。これが動脈血である。また物理的に火は高温程青色を示し順次赤色に変わっていくが、体内でも酸素を含むモノが細胞代謝で高温に燃焼され、酸化物を多く含んでいることを表す色として、実際は赤色であるのに静脈血は青色で表される。**これから管を流れるモノが有色なのは、本来自らの意志で積極的に生きようとしない状態であれば生命体は無色透明だが、この生命の水に対して自らの意志で生命活動を行ない、積極的に生きることを表す意思表示としてモノに赤色が付けられている。**『難経・一難』に「寸口脈で生死吉凶が判断出来るのは、十二経脈が中脘を起点として上行して肺臓に入り、中府より始まる肺経でモノの分配が速やかに行き渡っているかを知ることが出来る。」とある。

6　脈診の立場

　脈を学ぶ者が先ず明確にしなければならないのは「脈をどの立ち位置から診るのか」という事である。つまり脈を正気側から診て**正気の状態**を知ろうとしているのか、邪気側から診て**邪気の様子**を知ろうとしているのかという事で、これを明確にせず単に「浮脈は表病である」とか「脈が速いから熱がある」等と言っても仕方がない。脈を学ぶ人が惑うのはこの立ち位置が不明確で主体がはっきりしない事によるものが多い。そして私は邪気側から診る立ち位置で脈を取る。なぜなら私達は**病める人**を相手にしているからである。『内経』には「生体に邪気がない無邪気な状態の脈は実に爽快である。」と述べられているが、この様な**邪気が 0％、正気が 100％の状態**は、人が生を受けて生きている限り目指すべき状態ではあるが、永久に続けることは到底為し得る事ではなく、常に正気が 100％よりも減り邪気が微量でも侵入している。であるならば本来の**邪気が 0％の状態**より、何処から邪気が発生しているのかを知る**減点方式**で診る事がよいと思った。つまり正気が虚しているのは邪気が体内に存在しているのであるから、その邪気を除き虚している正気をどのようにして回復させるかを考えて行なうのが治療である。どの位置から見てもよいが、学ぶ者は先ずその立場を明確にしなければならない。

　具体的に浮脈で正気と邪気の比率が仮に７：３とした場合、邪気の３に対し治療を行なっていくが、このとき仮に脈が３浮いていれば、脈が３沈まないということでもある。いずれも 10：0 ではなく７：３になっているのであるから、この３に注目して表位の +3 か裏位の -3 が原因するのかを考えて治療する。つまり浮脈は太陽病が生体内に存在する事を認識しながら、同時に裏の少陰も虚している事を意識しなければ治療が進まない事を意味する。これは張仲景診法より発した脈理である。

7　六祖脈

　『霊枢・邪気臓腑病形篇』に「之総領也.」と書かれているが、四古典中に**六祖脈**という言葉はない。しかし四古典それぞれ脈診の総領を為す基本脈の設定が異なるのに、『現代中医学』では六祖脈に確定した根拠を明確にせず教材に書いている。愚木は「古典毎に異なる六祖脈」の各古典それぞれの立ち位置を理解学習

	五臓生成論	張志聡解釈	愚木解釈
小	正気虚	正邪の拮抗状態	モノの絶対数
大	邪気盛		
滑	主血働	気血の消耗状態	流体内容物の状態とデリバリーの様子
渋	少気		
浮	在外在腑	抗邪の位置	流体の方向性
沈	在裏在臓		

してから、脈の流体を六つのカテゴリーに分類した。しかし**脈は本来分けるべきではない**事は自覚している。それは例えば建物を観る場合に観る者が全体を観たいのか、或いは細部を観たいのかで視点からの距離が異なる様に、また外壁が気になる人と内装が気になる人とでその見る位置が異なる様に、脈も診る人の立ち位置で診方が異なるからである。これからすれば「脈はこの基本で診るべきである。」などと言うべきではない。しかし初学の人はどの視点から診ればよいのかさえもわからないので敢えて六つに分類した。

　以下に各古典により視点角度が異なる事について述べていく。

7-i　脈の分類
■ 素問の分類

　『素問・五臓生成論』に「夫脉之小大滑濇浮沈．可以指別．」とある。これについて

　『馬蒔』は「夫小大滑渋浮大者．為脈在於内．」

　『張志聡』は「此六者．脈之提綱而可以指別也．」と注釈している。

　これからすると

　『素問』は「正気 vs 邪気を①主戦場（浮沈）②現状（小大）③消耗（滑渋）の三方向から**観た場合**」で述べている。この診方は**正邪の抗争を全体観で観ている**ために抗争の行方を知ることは可能であるが、どの経絡がどのように主動しているのか、或いは寒熱の様子はこの六脈から捉えることは出来ない。『五臓生成

論』の後の文章が色との相違について述べている事から考えると、診病は先ず抗
邪の行方を見極めることが大事であると述べたかったのではないだろうか。

■ 霊枢の分類

『霊枢・邪気臓腑病形篇』に「調其脉之緩急小大滑濇．而病變定矣．」とある。
これについて

『馬蒔』は「此詳言五臓之病異脈変．」

『張志聡』は「此陰陽．寒熱．血気之綱領也．」と注釈している。

これからすると　『霊枢』は『素問』より正邪の抗争を掘り下げて**細胞或いは
脈管の収縮状況に着眼して生体全体を観た場合の①現状②消耗③局地戦の様子の**
反応で述べている。この見方は局地の様子はよくわかるが全体の行方はわからな
くなる。

	邪気臓腑病形篇	張志聡解釈	愚木解釈
小	正気虚	正邪（陰陽）の拮抗状態	モノの絶対数
大	邪気盛		
滑	主血慟	気血の消耗状態	流体内容物の状態とデリバリーの様子
渋	少気		
緩		寒熱	外界に対する生体の反応
急			

■ 難経の分類

『難経・四難』に「寸口有六脉倶動耶．然．此言者．非有六脉倶動也．
謂浮沈長短滑濇也．浮者陽也．滑者陽也．長者陽也．沈者陰也．短者陰也．
濇者陰也．各以其経所在．名病逆順也．」とあり、

『滑伯仁』は「脈と病のある経絡、臓腑を結びつける脈」と注釈している。

難経は各脈を陰陽に分けているが、**邪気が経脈に所在した時の内経六脈の意味
と経脈をオーバーラップさせたものである。**難経脈法では細胞代謝の現況がわか

		難経		愚木解釈	
陽脈	浮	少陽経に邪が所在していることを表す	流体の方向	浮	
	滑	陽明経に邪が所在していることを表す		沈	
	長	太陽経に邪が所在していることを表す	流脈管と流体の動き	長	
陰脈	沈	少陰経に邪が所在していることを表す		短	
	渋	太陰経に邪が所在していることを表す	流体内容物の状態とデリバリーの様子	滑	
	短	厥陰経に邪が所在していることを表す		渋	

浮沈	気血の陰陽
虚実	気血の強弱
遅数	気血の疾徐
緩急	気血の剛柔
滑渋	気血の張縮
結代	気血の間歇
洪細	気血の過不及

らない、つまり虚実が欠けているが、これは『難経』の著者・越人が
「各以其經所在．名病逆順也．」と述べている様に六脈ではないので問題ではない。

■ 傷寒論の分類

　『傷寒論・弁脈法』の「脉有陰陽．何謂也．苔曰．凡脉大浮數．動滑．此名陽也．脉沈濇弱弦微．此名陰也」を『浅田宗伯』は表にまとめている（次ページ参照）。

　弁脈法は**外邪が身体内に侵入した場合**で述べられ、**難経六脈で欠けていた虚実を補填して八脈に変えて内容を満たしている**。しかし数字的に六（一）は生数で

は水、成数では腎を意味するが、八 (三) は生数では木、成数では肝を意味して脈の概念から外れる。やはり脈は水の流れを診るのであるから六分類の方がすっきりする。

浮沈	表裏
遅細	盛衰
滑渋	血気
細大	虚実

■ 李時珍の分類

- 陽脈群　　　　**8種**　　浮、数、実、長、洪、緊、動、促
- 陰脈群　　　　**15種**　沈、遅、渋、虚、短、微、緩、革、濡、弱、散、
　　　　　　　　　　　　　　細、伏、結、代
- 陽中の陰脈群　**3種**　　滑、芤、弦
- 陰中の陽脈群　**1種**　　牢

■ 滑伯仁の分類

　このように四大古典、李時珍と各書で六祖脈を定めて統一されていない。これらから共通項を拾って滑伯仁は**浮沈、遅数、滑渋**を六祖脈と規定した。

- **滑渋**の二脈は共通項目である。この二脈は**有形のモノの状態と無形のモノの動きを表す脈状**で使われたからである。
- **浮沈**の二脈は『霊枢』を除いて他書に共通する項目である。この二脈は『素問』で述べられている様に、**邪が臓腑のどちらを侵したかの戦場を表す脈状**である。この場所が不明確であれば表病と裏病の鑑別が出来ず治療方針が立たない。
- **遅数**の二脈は『素問』『霊枢』では組み入れられていないが、『難経』以降六脈の中に入れられている。これは**細胞代謝率を表す脈状**である。生体は常に代謝して体温を作り、それが作られている間だけ生きているのであるから、この効率状況を調節する為に行う治療行為に於いて指針となる脈状ははずせない。

■ 愚木の分類

　愚木は「滑伯仁の分類」の**滑渋**に変えて**虚実**を六脈に入れて考察した。それは近代医学の発達により、血液は細胞成分と血漿成分に分けられて構成されていることがわかったからである。この事実を知らない時代であれば**滑渋**の二脈でよいのだろうが、この事実がわかっている現代は、実際に流れる血液の様子、つまり**細胞成分と血漿成分の様子を注視する脈状**の虚実二脈の方が、滑渋よりも綱領であると思ったからである。しかし滑渋を軽視するのではなく敢えて六脈の中に入れないだけである。

滑渋	有形のモノの状態と無形のモノの動きを表す脈状
虚実	細胞成分と血漿成分の様子を注視する脈状
浮沈	邪が臓腑のどちらを侵したかの戦場を表す脈状
遅数	細胞代謝率を表す脈状

2　脈状集

脈状　Digest

浮脈　脈の流体圧力が表に向かうベクトルを持つ場合に現れる脈。

沈脈　心胃腎の三臓間で作られる流体エネルギーが失われて一定の速度や濃度が維持出来ず、流体脈圧が裏へ向かうベクトルを持つ場合に現れる脈。

数脈　細胞内代謝率が上昇して体内の水気が乾かされた場合に現れる脈。

遅脈　細胞内の水気が凝滞して代謝率が低下し内容物や陽気が産生されず、細胞の動きが鈍くなる場合に現れる脈。

実脈　陽の性格を有する細胞成分の活動が通常を超えて活動的になるか、逆に動きが極まって動かなくなる場合に現れる脈。

虚脈　陰の性格を主体とする血漿成分の濃度に異常が生じたことで、細胞成分が正常に動かない場合に現れる脈。

大脈　身体内に通常ではない熱性の性格を有すモノが侵入し、脈の流体が表と上方に向かうベクトルを持つ場合に現れる脈。

洪脈　実熱が体内にあり表と上方にその勢いが向かっている場合に現れる脈。

小脈　生体の陰分が何かの原因により過度に燃焼して流体を作る事が出来なくなった場合に現れる脈。或いは有形のモノの絶対数が不足した場合に現れる脈。

細脈　無形のモノの総数、或いは総量が不足した場合に現れる脈。

微脈　流体させるモノの総量も少なく、それを動かす力もない場合に現れる脈。

長脈　肝の動きを管理する能力が何かの影響で履行出来なくなった場合に現れる脈。

短脈　金象が担う呼吸に原因を求めて動けない場合を表す脈。

弦脈　陰である血と水が病的な動き方をした場合に現れる脈。即ち血の動きを診る脈。

緩脈　生体を維持自立させる為の緊張感が失われた場合に現れる脈。

滑脈　血液中の陰性のモノである水、血の動きを診る脈。

渋脈　中焦で作られるモノが不足して経脈循環が維持出来ない場合に現れる脈。

緊脈　陰寒の邪に反応する生体の収斂を表す脈。

濡脈　生体を構成する水が三焦間で不足して水気を供給しなければならない場
　　　合に現れる脈。

弱脈　生体が本来持っている陰気の収斂力が弱く水が不足した場合に現れる脈。

芤脈　体外に必要なモノが流出してモノの絶対数が減少し、空虚から弛緩した
　　　場合に現れる脈。

革脈　流出して空虚になった状態が進行して、更に陽気が奪われた場合に現れ
　　　る脈。つまりモノ不足で陽気も奪われたことで流体が維持出来ず萎縮し
　　　た場合に現れる脈。

牢脈　強い寒邪が身体内に侵入し様々な現象を引き起こした場合に現れる脈。

伏脈　陰陽が裏に潜伏して上中下の三焦間で流通が行なわれなくなった場合に
　　　現れる脈。

急脈　無形の影響を受けて心が主動し他の臓器に命令を出す前に反応した場合
　　　に現れる脈。

代脈　脾病で流通が止まり上下にモノが入れ代われない場合に現れる脈。

結脈　陰分が体外に出て水が不足して、上焦を行る血が渇いた場合に現れる脈。

促脈　陰分が体外に出て水が不足して、上焦に熱が籠って心臓が不規則な拍動
　　　をした場合に現れる脈。

動脈　陰陽の両気が正常に働くことが出来なくなった場合に現れる脈。

散脈　水気が渇いて陽炎を出現させる程度に激しい熱病の場合に現れる脈。

四時脈

弦脈　春季に胃の気が多く含まれているかを表す脈。

鉤脈　夏季に胃の気が多く含まれているかを表す脈。

毛脈　秋季に胃の気が多く含まれているかを表す脈。または有形のモノの影響
　　　を受けない無形のモノの様子を表す脈

石脈　冬季に胃の気が多く含まれているかを表す脈。

1 浮脈（陽脈）

『脈経』浮脈. 挙之有余. 按之不足。

浮：指をあげて有余、按じて不足。

　浮脈は多くの書物に「**表病を主る。陽脈である。**」と述べられているが、何を意味する脈なのだろう。愚木は**脈の流体圧力が表に向かうベクトルを持つ場合に現れる脈**と理解した。

■ 脈管の原因

　脈管は陰性の空間を有する器官（形）で、この内径は肺臓の呼吸により調節される。現代医学で血管は CO_2 の増加や O_2 の不足によって拡張し逆により収縮する事が確認されているように、肺呼吸は呼吸器だけでなく血管も収縮と拡張させる。即ち比較的高齢者に多い種々の疾患の原因は、肺腎の呼吸系統が弱って脈管の内径調節が出来ず、有するモノの絶対量が虚して形質の維持が出来なくなることが多い。これらから太陽病でみる浮脈（陽脈）は、肺でガス交換が行なえず CO_2 が多く O_2 が不足して、脈管が収縮されず膨張している状態である事がわかる。つまり邪気が肺にあってガス交換が行なえない為に脈管が拡張し、体表近くで脈を触れる**浮脈**の状態を呈している。

　『傷寒論』に「太陽之為病. 浮脈. 頭項強痛而悪寒.」とあるのは、肺でガス交換が行なえず胸腔内圧が高くなって体温が上昇し、皮膚を通じて肺にある CO_2 を出そうとしたが、体外温度と均一になれず悪寒を感じている様子を表している。また「浮脈であれば必ず表に邪気がある」とする文意は、浮脈は何かの原因で肺に問題があるので注意せよとする警告文でもある。即ち浮脈は肺のガス交換異常を疑わなければならない。

■ 内容物の原因

　西洋医学の血液循環は、血液が左心室から出て右心房に帰り、肺を介して左心房に帰る。東洋医学の経脈循環は、中脘より始まって肺臓に上がり左右共同じ様に流れるが、このうち主に左肺経に重心を置きながら出て、右肝経に重心を置きながら再び中脘に帰る。これら両医学の生理学を融合して考えると、六部定位診の左寸口で心と小腸を窺うのは、上焦に位置して常に動いて陽気を作り、下焦の腎と上下に於いて循環の根幹を為すことから、**左脈系は心陽気が主になって下焦**

に降りる様子が反映される脈位と考えられる。また中脘に納まった新鮮な精穀と、肺でガス交換により得た新鮮な O_2 も左脈系には流れている。これに対し六部定位診の右寸口部で肺と大腸、関上部で胃と脾の様子を窺うのは、太陰経の肺と脾が身体の補給路で、左脈系に比べて体内で作られる陽気の純度が低く、また**右脈系が西洋医学の小循環に属して細胞代謝を行ない高温で燃焼させた CO_2 を多く含み、肺で O_2 に変えたいモノを多く内に含む静脈系の流れ**だからである。これらから太陽病で浮脈を表す場合に右寸口が浮位を示すのは、末端細胞で代謝されて心拍動によって作られる温度よりも高温になり、熱気を含むモノが肺に帰り排泄される時にこの熱気によって傷付くからである。また胃に入った熱気の多いモノで上焦肺が熱を内に含み、陽邪が伝わる場合も右脈は浮脈を呈することがある。この様な熱気を含む内容物が脈管を流れる場合で、その流体の方向と圧力が表・上方に向かう場合に**浮脈**を見る。そして右脈と左脈がどちらも同じ位の程度で浮脈を表している場合は「脈管の原因」の項で述べたことを参考にして考察すればよく、右脈と左脈で脈差が生じる場合は、以上述べたことなども考察の中に入れて判断すればよい。

■ 外界の原因

　生体は常にその環境に順応する方向に動く。これは体内（内因）も体外環境（外因）もである。四季で春夏は陽気が多く風も吹き、陽気により細胞の働きは活発化して代謝は激しくなる。このため脈管も拡張傾向に有り内容物の絶対量も多くなるので、流体速度も増して内に含む陽気の含有量も多くなる。

- 春・木に配当されている肝の脈は成長代謝を担う臓である。これ故脈も沈位にして長牢の脈を表す。これは下焦にある肝が、陽気が旺気する春に成長していく様子である。樹木が成長する時に幹が硬くなる様子と一致する。
- 夏・火に配当されている心の脈は、体外環境の陽気が過旺すると同調して体内でも代謝が激しくなる。これ故脈も浮位にして散大の脈を表す。

　浮脈（陽）も沈脈（陰）も必ず脈状を表す脈は逆の脈状を含む。例えば心脈を表す浮脈は陽脈だが、陰脈の散脈と陽脈の大脈で表される如くである。これは陽性の臓器の中にも必ず陰気を含む、陰陽法規による為であり、爻で表すと☲になる。しかし易の河図で表される爻とは異なり合わない。それは天空が時間により大きく動いている為に、『難経』の著者・越人が見た天空と、『易経』の著者とされる伏犠が易を書いた時に見た天空が異なっている為と考えられる。

春	沈-- 長— 牢--	秋	浮— 短-- 渋--
夏	浮— 散-- 大—	冬	沈-- 軟-- 実—

	難経	易経
春	䷂	䷂
夏	䷝	䷝
秋	䷱	䷱
冬	䷳	䷳

浮脈抜粋

『素問・陰陽離合論』

「按尺寸. 觀浮沈滑濇. 而知病所生以治. 是故三陽之離合也.」

「太陽爲開. 陽明爲闔. 少陽爲樞. 三經者不得相失也. 搏而勿浮. 命曰一陽.」

『素問・五藏生成論』

「夫脉之小大滑濇浮沈. 可以指別. 五藏之象. 可以類推. 思慮而心虚. 故邪從之.

白脉之至也. 喘而浮.」

『素問・脉要精微論』

「春日浮. 如魚之遊在波.

夏日在膚. 泛泛乎萬物有餘.

秋日下膚. 蟄蟲將去.

冬日在骨浮而散者. 爲胸仆. 諸浮不躁者. 皆在陽. 則爲熱. 其有躁者在手.」

『素問・平人氣象論』

「寸口脉. 浮而盛者. 曰病在外. 脉滑浮而疾者. 謂之新病. 脉有逆從四時. 未有藏形.

春夏而脉瘦. 秋冬而脉浮大. 命曰逆四時也.」

「太陽脉至. 洪大以長.

少陽脉至. 乍數乍疏. 乍短乍長.

陽明脉至. 浮大而短. 夫平心脉.」

『素問・玉機眞藏論』

「秋脉如浮. 何如而浮.

秋脉者肺也. 西方金也. 萬物之所以收成也. 故其氣來輕虛以浮. 來急去散. 故曰浮.
反此者病. 未有藏形. 春夏而脉沈濇. 秋冬而脉浮大. 名曰逆四時也.」

『素問・經脉別論』

「帝曰.　太陽藏何象.

岐伯曰. 象三陽而浮也.

帝曰.　少陽藏何象.

岐伯曰. 象一陽也. 一陽藏者. 滑而不實也.

帝曰.　陽明藏何象.

岐伯曰.　象大浮也. 太陰藏搏言伏鼓也. 二陰搏至. 腎沈不浮也.」

『素問・八正神明論』

「天溫日明. 則人血淖液. 而衛氣浮. 故血易寫. 氣易行.

天寒日陰. 則人血凝泣. 而衛氣沈.」

『素問・通評虛實論』

「帝曰.　脉實滿. 手足寒頭熱. 何如.

岐伯曰. 春秋則生. 冬夏則死. 脉浮而濇. 濇而身有熱者死.

岐伯曰. 身熱則死. 寒則生.

帝曰.　腸澼下白沫. 何如.

岐伯曰. 脉沈則生. 脉浮則死.」

『素問・病能論』

「帝曰. 有病厥者. 診右脉沈而緊.　　　左脉浮而遲. 不然. 病主安在.

岐伯曰. 冬診之. 右脉固當沈緊. 此應四時. 左脉浮而遲. 此逆四時. 在左當主病在腎.」

『素問・大奇論』

「皆爲瘕. 腎肝并沈. 爲石水. 并浮. 爲風水. 脉來懸鉤浮. 爲常脉. 脉至如喘.

名曰暴厥. 暴厥者. 不知與人言. 脉至浮合. 浮合如數. 一息十至以上. 是經氣予不足也.

微見. 九十日死.」

「脉至如涌泉. 浮鼓肌中. 太陽氣予不足也. 少氣味. 韭英而死.

脉至如懸雍. 懸雍者. 浮揣切之益大. 是十二兪之予不足也. 水凝而死.

脉至如偃刀. 偃刀者. 浮之小急. 按之堅大急. 五藏菀熟. 寒熱獨并於腎也.」

『素問・六元正紀大論』

「風勝則動. 熱勝則腫. 燥勝則乾. 寒勝則浮. 濕勝則濡泄. 甚則水閉胕腫.」

『素問・至眞要大論』

「厥陰之至. 其脉弦.

少陰之至. 其脉鉤.

太陰之至. 其脉沈.

少陽之至. 大而浮.

陽明之至. 短而濇.」

『素問・示從容論』

「夫脾虚浮似肺.

　腎小浮似脾.

　肝急沈散似腎.」

『素問・陰陽類論』

「所謂三陽者. 太陽爲經. 三陽脉至手太陰. 弦浮而不沈. 決以度. 察以心. 合之陰陽之論.」

『靈枢・經脉篇』

「其常見者. 足太陰過于外踝之上. 無所隱故也. 諸脉之浮而常見者. 皆絡脉也 .」

『靈枢・五色篇』

「人迎氣. 大緊以浮者. 其病益甚在外.

　脉口浮滑者.　　　病日進.

　其脉口滑以沈者.　　病日進在内.

　其人迎脉滑盛以浮者. 其病日進在外.

　脉之浮沈. 及人迎與寸口氣逆. 病在府. 浮而大者. 其病易已.」

『靈枢・百病始生篇』

「著孫絡之脉而成積者. 其積往來上下. 臂手孫絡之居也. 浮而緩. 不能句積而止之.」

『靈枢・論疾診尺篇』

「便黄赤. 脉小而濇者. 不嗜食.」

「人病. 其寸口之脉. 與人迎之脉. 小大等. 及其浮沈等者. 病難已也」

『難経・三難』

「然. 關之前者. 陽之動. 脉當見九分而浮. 過者. 法曰太過. 減者. 法曰不及.」

『難経・四難』

「浮者陽也. 沈者陰也. 故曰陰陽也.

　心肺俱浮. 何以別之.

　然.　　浮而大散者. 心也.

　　　　浮而短濇者. 肺也.

　謂浮沈長短滑濇也. 浮者陽也. 滑者陽也. 長者陽也.

　一陰一陽者. 謂脉來沈而滑也.

　一陰二陽者. 謂脉來沈滑而長也.

　一陰三陽者. 謂脉來浮滑而長. 時一沈也.

　一陽一陰者. 謂脉來浮而濇也.

　一陽二陰者. 謂脉來長而沈濇也.

　一陽三陰者. 謂脉來沈濇而短. 時一浮也.

　各以其經所在. 名病逆順也.」

『難経・六難』

「脉有陰盛陽虚. 陽盛陰虚. 何謂也.

浮之損小. 沈之實大. 故日陰盛陽虛.

　　沈之損小. 浮之實大. 故日陽盛陰虛. 是陰陽虛實之意也.」

『難経・七難』

「少陽之至. 乍小乍大. 乍短乍長.

　　陽明之至. 浮大而短.

　　太陽之至. 洪大而長.

　　太陰之至. 緊大而長.

　　少陰之至. 緊細而微.

　　厥陰之至. 沈短而敦. 此六者. 是平脉邪.」

『難経・十三難』

「有五色. 皆見於面. 亦當與寸口尺内相應.

　　假令色青. 其脉當弦而急.

　　　　色赤. 其脉浮大而散.

　　　　色黄. 其脉中緩而大.

　　　　色白. 其脉浮濇而短.

　　　　色黒. 其脉沈濡而滑.」

『難経・十四難』

「一呼五至. 一吸五至. 其人當困. 沈細夜加. 浮大晝加. 不大不小. 雖困可治. 其有大小者.

　　爲難治. 浮大晝加.

　　一呼六至. 一吸六至. 爲死脉也. 沈細夜死. 浮大晝死.」

『難経・十五難』

「故日鈎. 秋脉毛者. 肺西方金也. 萬物之所終. 草木華葉. 皆秋而落. 其枝獨在若毫毛也.

　　故其脉之來. 輕虛以浮. 故日毛.」

『難経・十七難』

「診病. 若閉目不欲見人者. 脉當得肝脉. 強急而長. 而反得肺脉. 浮短而濇者. 死也.

　　病若吐血. 復鼽衂血者. 脉當沈細. 而反浮大而牢者. 死也.」

『難経・十八難』

「脉有三部九候. 各何所主之.

　　然. 三部者. 寸關尺也.

　　九候者. 浮中沈也結也. 伏者. 脉行筋下也. 浮者. 脉在肉上行也此.

　　假令脉結伏者. 内無積聚. 脉浮結者. 外無痼疾. 有積聚. 脉不結伏. 有痼疾. 脉不浮結.」

『難経・五十八難』

「中風之脉. 陽浮而滑. 陰濡而弱.

　　傷寒之脉. 陰陽俱盛而緊濇.

　　熱病之脉. 陰陽俱浮. 浮之滑. 沈之散濇」

2　沈脈（陰脈）

『脈経』沈脈．挙之不足．按之有余。

沈：指をあげて不足、按じて有余。

　沈脈も多くの書物に「**裏病を主る。陰脈である。**」と述べられているが、何を意味する脈なのだろう。愚木は**心胃腎の三臓間で作られる流体エネルギーが失われて一定の速度や濃度が維持出来ず、流体脈圧が裏へ向かうベクトルを持つ場合に現れる脈**と理解した。

■ 脈管の原因

　形（空間）が作られて維持されるのは肺気の力によるが、沈脈は脈管の内径が通常よりも収斂して骨に近い方で拍動する。脈管内径は東洋医学生理では肺腎間で行なわれる呼吸によって左右されるが、このうち呼気が適切に行なえない場合は内径が拡張して浮脈を、吸気が適切に行なえない場合には内径が収縮して沈脈を見る。つまり沈脈は上下焦間で行なわれる細胞の O_2 供給と、細胞からの CO_2 回収が適切でない為に形（空間）を維持することが出来ない状況を表す脈状である。これは『傷寒論．少陰病』で「少陰病．始得之．發熱脉沈者．」と述べられていることからも、沈脈は呼吸を行なう肺腎の二臓が虚してモノの流通が悪くなり双方に負担がかかった状態と窺える。そして遂には腎臓に負担がかかり、腎気が虚して身体を起こすことも出来なくなる。つまり『少陰病証』には肺気の力が無くなった状態で見る病症が多く述べられている。即ち沈脈は陰水を動かす陽気が虚して内径が収縮し、流体の脈圧や方向が裏を向く事で診る脈状である。脈管の内径が小さく骨付近で脈動する沈脈を診た場合は、呼吸の状態は必ず確認すべき項目である。

■ 内容物の原因

　『脈経・第 1 章』で述べられている脈群は、李時珍によると陽脈が 8 種、陰脈が 15 種、陽中の陰脈が 3 種、陰中の陽脈が 1 種に分類されている。このことから脈状診は陰脈、つまり脈管の中を流れる実質的な形を有するモノの状態を診ていくことが主であるとわかる。そして流体する営血を細かく弁別して五臓に蔵されている時の様子や、六腑に流れる時の影響を推測するのである。脈管は陰性器官であるからモノが虚した状態では収斂する方向に動く。これは中空器管の内容

物が充填していなければ、その内径が縮小していくことからも理解出来るように、中空の脈管は心胃腎の三臓で作られるモノによって一定の内径を有しているのである。沈脈も左右の脈がどちらも陰脈を示していれば全体として診ればよいのだが、**左脈**に於いて陰脈が顕著であれば、心腎の循環の根幹に於ける拍動力、即ち陽気に力が無いか、血中の水気の量が多い場合が考えられる。これは例えば高齢者や重篤な病人の下肢の静脈血を中枢に返す筋ポンプの力が弱く、上焦に押し上げる力が絶対的に不足している場合である。また**右脈**に於いて陰脈が顕著であれば、胃を介して作られるモノの絶対量が少なく流体圧力が作られない場合、質的に陽気の含有率が少ない為に流体そのものが流滞している場合、肺腎の呼吸ラインが虚して陽気の含有率が低い場合等が考えられる。

■ 外界の原因

　四季の中で秋冬は陽気が少なく陰気が化旺する時期で、特に秋は空気も乾いて湿気も少ない。このような乾燥する時候では生体の内外を問わず乾燥している。そして物理的にモノは乾燥すると縮む様に、脈管も他の時期よりも収縮して内径も細くなってモノが通りにくくなる。これ故に

- 秋は上焦に位置する肺臓が秋の乾燥に反応して肺気の作用が低下し、形体を維持することが出来ず浮位にして短渋の脈候を示す。これは脈管の内径が収縮しモノの通りが悪くなっている状態を表す。
- 冬は寒冷の時期で生体は陽気が奪われない様に固く小さくなるか、冬眠する動物の様に土の中に深く潜っている。いずれにしても生体は陽気が奪われない為の手段を使って生きているが、同様に脈管もモノの陽気が奪われない様に、表よりも骨付近に脈管を移動させて流体方向を裏に向けて外界の寒冷から陽気を衛るので、冬の時期は沈脈にして軟実を表すのである。

沈脈抜粋

『素問・陰陽應象大論』

　「按尺寸. 觀浮沈滑濇. 而知病所生以治.」

『素問・陰陽離合論』

　「太陰爲開. 厥陰爲闔. 少陰爲樞. 三經者不得相失也. 搏而勿沈. 名曰一陰.」

『素問・五藏生成論』

　「心煩頭痛. 病在鬲中. 過在手巨陽少陰. 夫脉之小大滑濇浮沈.」

『素問・脉要精微論』

「有脉俱沈細數者. 少陰厥也. 沈細數散者. 寒熱也.」

「諸細而沈者. 皆在陰. 則爲骨痛.」

『素問・平人氣象論』

「寸口脉. 中手促上擊者. 曰肩背痛.

寸口脉. 沈而堅者. 　　　曰病在中.

寸口脉. 沈而弱. 　　　　曰寒熱. 及疝瘕少腹痛.

寸口脉. 沈而橫. 　　　　曰脇下有積. 腹中有橫積痛.

寸口脉. 沈而喘. 　　　　曰寒熱.」

『素問・玉機眞藏論』

「冬脉者腎也. 北方水也. 萬物之所以合藏也. 故其氣來沈以搏. 故曰營.

所謂逆四時者. 春得肺脉. 夏得腎脉. 秋得心脉. 冬得脾脉. 其至皆懸絕沈濇者. 命曰逆四時.

未有藏形. 於春夏而脉沈濇. 秋冬而脉浮大. 名曰逆四時也.」

『素問・三部九候論』

「九候之脉. 皆沈細懸絕者. 爲陰主冬. 故以夜半死.」

『素問・病能論』

「帝曰. 人病胃脘癰者. 診當何如.

岐伯曰. 診此者. 當候胃脉. 其脉當沈細. 沈細者氣逆. 在奇恒陰陽中.

帝曰. 有病厥者. 診右脉沈而緊. 　　　　　左脉浮而遲. 不然. 病主安在.

岐伯曰. 冬診之. 　　右脉固當沈緊. 此應四時. 左脉浮而遲. 此逆四時.」

『素問・大奇論』

「腎脉小急. 肝脉小急. 心脉小急不鼓. 皆爲瘕.

腎肝并沈. 　　　　　　　　　爲石水.

腎脉大急沈. 肝脉大急沈. 　　皆爲疝.

心脉搏滑急. 　　　　　　　　爲心疝.

肺脉沈搏. 　　　　　　　　　爲肺疝易治.

腎脉小搏沈. 　　　　　　　　爲腸澼下血.」

『素問・六元正紀大論』

「厥陰所至. 爲撓動. 　爲迎隨.

少陰所至. 爲高明焰. 爲曛.

太陰所至. 爲沈陰. 　爲白埃. 爲晦暝.」

『素問・至眞要大論』

「太陰之至. 其脉沈去也.

春不沈. 夏不弦. 冬不濇. 秋不數. 是謂四塞. 沈甚曰病. 弦甚曰病. 濇甚曰病. 數甚曰病.」

『素問・示從容論』

「夫脾虛浮似肺. 腎小浮似脾. 肝急沈散似腎. 此皆工之所時亂也.

然從容得之. 邪相受. 夫浮而弦者. 是腎不足也. 沈而石者. 是腎氣內著也.」

『素問・陰陽類論』

「三陽者. 太陽爲經.

　三陽脉至手太陰. 弦浮而不沈. 決以度. 察以心. 合之陰陽之論.

　二陽者. 陽明也. 至手太陰. 弦而沈急不鼓. 炅至以病. 皆死.

　一陽者. 少陽也. 至手太陰. 上連人迎. 弦急懸不絶. 此少陽之病也.」

『靈枢・五色篇』

「切其脉口. 滑小緊以沈者. 病益甚在中病益甚在外.

　　其脉口　浮滑者.　　　　病日進.

　　人迎　　沈而滑者.　　　病日損.

　　其脉口　滑以沈者.　　　病日進在内.

　　其人迎脉滑盛以浮者. 其病日進在外.

　脉之浮沈. 及人迎與寸口氣盛以浮者. 其病日進在外.

　脉之浮沈. 及人迎與寸口氣. 小大等者. 病難已. 病之在藏. 沈而大者易已.」

『靈枢・論疾診尺篇』

「便黄赤. 脉小而濇者. 不嗜食. 人病. 其寸口之脉. 與人迎之脉. 小大等. 及其浮沈等者.

　病難已也.」

『難経・三難』

「關以後者. 陰之動也. 脉當見一寸而沈.

　過者. 法曰太過.

　減者. 法曰不及.

　遂入尺爲覆. 爲内關外格. 此陽乘之脉也.」

『難経・四難』

「浮者陽也. 沈者陰也. 故曰陰陽也.

　心肺俱浮. 何以別之.

　然. 浮而大散者. 心也.

　　　浮而短濇者. 肺也.

　　　腎肝俱沈. 何以別之.

　然. 牢而長者. 肝也.

　　　按之濡. 舉指來實者. 腎也動也.

　　　謂浮沈長短滑濇也. 浮者陽也. 滑者陽也. 長者陽也.

　　　沈者陰也. 短者陰也. 濇者陰也. 陰也. 短者陰也. 濇者陰也.

　　　所謂一陰一陽者. 謂脉來沈而滑也.

　　　　一陰二陽者. 謂脉來沈滑而長也.

　　　　一陰三陽者. 謂脉來浮滑而長. 時一沈也.

　　　所言一陽一陰者. 謂脉來浮而濇也.

　　　　一陽二陰者. 謂脉來長而沈濇也.

一陽三陰者. 謂脉來沈濇而短. 時一浮也.

各以其經所在. 名病逆順也.」

『難経・六難』

「脉有陰盛陽虚. 陽盛陰虚. 何謂也.

然. 浮之損小. 沈之實大. 故曰陰盛陽虚.

沈之損小. 浮之實大. 故曰陽盛陰虚.」

『難経・七難』

「厥陰之至. 沈短而敦.」

『難経・十難』

「心脉急甚者. 肝邪干心也.

心脉微急者. 膽邪干小腸也.

心脉大甚者. 心邪自干心也.

心脉微大者. 小腸邪自干小腸也.

心脉緩甚者. 脾邪干心也.

心脉微大者. 胃邪干小腸也.

心脉濇甚者. 肺邪干心也.

心脉微濇者. 大腸邪干小腸也.

心脉沈甚者. 腎邪干心也.

心脉微沈者. 膀胱邪干小腸也. 邪干心也.

心脉微濇者. 大腸邪干小腸也.

心脉沈甚者. 腎邪干心也.

心脉微沈者. 膀胱邪干小腸也.

五藏各有剛柔邪. 故令一輒變爲十也.」

『難経・十三難』

「其脉沈濡而滑. 此所謂五色之與脉. 當參相應也.」

『難経・十四難』

「一呼四至. 一吸四至. 病欲甚. 脉洪大者. 苦煩滿. 沈細者. 腹中痛. 滑者傷熱.

濇者中霧露.

一呼五至. 一吸五至. 其人當困. 沈細夜加. 浮大晝加. 不大不小. 雖困可治. 其有大小者.

爲難治.

一呼六至. 一吸六至. 爲死脉也. 沈細夜死. 浮大晝死.」

『難経・十五難』

「石者. 腎北方水也. 萬物之所藏也. 盛冬之時. 水凝如石. 故其脉之來. 沈濡而滑.

故曰石.」

『難経・十七難』

「病若開目而渴. 心窩牢者. 脉當得緊實而數. 反得沈濡而微者. 死也.」

病若吐血. 復鼽衄血者. 脉當沈細. 而反浮大而牢者. 　　　　死也.

病若譫言妄語. 身當有熱. 脉當洪大. 而手足厥逆. 脉沈細而微者. 死也.」

『難経・十八難』

「脉有三部九候. 各何所主之.

　然. 三部者. 寸關尺也. 九候者. 浮中沈也.

　　肺脉結. 脉結甚則積甚. 結微則氣微. 診不得肺脉. 而右脇有積氣者. 何也.

　然. 肺脉雖不見. 右手脉當沈伏. 其外痼疾同法耶. 將異也.」

『難経・二十難』

「脉居陰部. 而反陽脉見者. 爲陽乘陰也. 脉雖時沈濇而短. 此謂陽中伏陰也.

脉居陽部. 而反陰脉見者. 爲陰乘陽也. 脉雖時浮滑而長. 此謂陰中伏陽也.」

『難経・四十九難』

「何以知中濕得之.

　然. 當喜汗出不可止. 何以言之. 腎主液. 入肝爲泣. 入心爲汗. 入脾爲涎. 入肺爲涕.

　　自入爲唾. 故知腎邪入心. 爲汗出不可止也. 其病身熱. 而小腹痛. 足脛寒而逆.

　　其脉沈濡而大.」

『難経・五十八難』

「傷寒之脉. 陰陽俱盛而緊濇.

熱病之脉. 陰陽俱浮. 浮之滑. 沈之散濇.」

3　数脈（陽脈）

『脈経』数脈. 去来促急。

数：一息六至以上。

『脈経』は一息六至以上を数脈としているが、しかし生理的範囲内の数脈と病的に表れる数脈の二つの脈がある。愚木は病的数脈を**細胞内代謝率が上昇して体内の水気が乾かされた場合に現れる脈**と理解した。

■ 内容物の原因

　身体の代謝時間は全て肝の代謝能力により決められるので、肝蔵の血量と質が良ければ『内経』で述べられている様に人はよく動くことが出来る。肝はモノの代謝に深くかかわっている臓器である。その肝は下焦に位置して**生体の一切の動きを担う**。それは肝が主風・主筋であることからも理解でき、その様子は相生の心につぶさに伝えられる。逆に心の立場から考えると、心は肝より伝えられた情報を元にして、全身の血量や質を管理し過不足や速さに問題が生じれば、脈管の

形や血量を調節することで一元管理をしている。このように血は胃で水穀によって造られて肝に備蓄され、心によって全身に流布されている。即ち心胃肝の三蔵によって作られる血は内に熱を含み易いが、その作られる過程で、例えば胃に熱があれば、血は当然内に熱を含み肝に蔵され全身を行ることになるし、或いは脾蔵が虚して血熱を冷ます力も弱く血熱となれば、その血を畜する肝臓にも熱が伝わり、更にその血熱が行るあらゆる場所に**火熱が与えられる**。このような病機から結果的に心と肺の上焦・胸郭内臓器に**血熱**が伝わって数脈が作られるのである。

■ 脈管の問題

　このような原因から生理的に細胞に熱を帯びた血が行って細胞代謝率が上昇した結果、細胞内の水が乾かされて生体全体が熱を帯び、O_2 不足 CO_2 過多が静脈系に於いて顕著になり小循環を経て肺燥を見る。そして脈管調節をする肺に熱が伝わって脈管を収斂することが出来ず、常に内径が広がることでモノの絶対量も多く循環速度も速くなる。このように**数脈は脈管を流体するモノが熱を帯びて脈管の内径が広がり流体速度が増す場合と、上焦にある肺気が外界の影響と内因で熱を有し肺気の収斂作用（方向性）を正確に示すことが出来ず弛緩して、結果的にモノの流体速度が速くなり心の調節作用に影響を及ぼす場合**が考えられる。

■ 外界の原因

　人の体温は絶対値 36.5℃、古典人の呼吸数は 13,500 息、衛気は体内を 50 周 /1 日循環する。この数字は外部から侵入している邪気が全く何もない聖人の目安である。これは正気が虚せず抗邪力が強い若い時には、真人や聖人ではなくとも、或いは外部から入った邪気や内部で邪気を生じる愚人でも、この数字に近くなるが、正気が虚して抗邪力が弱くなる老いた時には、例え悟りを得て真人や聖人の様に、邪気に侵されることが少なくなっても数字的には遠くなる。つまり若い人の脈が相対的に速いのは正気の抗邪力が激しく、常に外邪と抗争している為に代謝率が速く病邪に侵され難い事を表している。この場合は身体の陰陽の均衡が取れて常に生気がバックアップされているので、抗邪により身体が傷付くことはない。**若い人の数脈は生きていくために戦っている姿**と理解できる。これが生理的範囲に於ける数脈の解釈で、この枠を超えた脈を病的数脈と定義する。それとは対照的に老いた人の脈が相対的に遅いのは、身体の抗邪力が極めて弱くなるからである。このため仮に衛気が若い人と同じ様に抗争をするか、代謝が若い時

と同じ位の速さで行なわれたとすれば陰水が虚して虚熱が発生し、更に時間経過により虚熱が実熱に変わり身体が蔵す水が乾く。このことから**老いた人に遅脈を多く見るのは、モノの絶対数が少ない状態でしかも乾かされている陰気に合わせた陽気の動き**を表しているのである。

数脈抜粋

『素問・陰陽別論』

「所謂陰陽者. 去者爲陰. 至者爲陽. 靜者爲陰. 動者爲陽. 遲者爲陰. 數者爲陽.」

『素問・脉要精微論』

「夫脉者. 血之府也.

長則氣治. 短則氣病. 數則煩心. 大則病進. 上盛則氣高. 下盛則氣脹. 代則氣衰.

細則氣少. 濇則心痛.

有脉俱沈細數者. 少陰厥也. 沈細數散者. 寒熱也. 其有靜者在足. 數動一代者.

病在陽之脉也.」

『素問・平人氣象論』

「呼脉四動以上日死. 脉絶不至日死. 乍疏乍數日死.

太陽脉至. 洪大以長.

少陽脉至. 乍數乍疏. 乍短乍長.

陽明脉至. 浮大而短.」

『素問・玉機眞藏論』

「其氣來如彈石者. 此謂太過. 病在外. 其去如數者. 此謂不及. 病在中. 眞脾脉至.

弱而乍數乍疏. 色黃青不澤. 毛折乃死. 諸眞藏脉見者. 皆死不治也.」

『素問・大奇論』

「脉至如數. 使人暴驚. 三四日自已. 脉至浮合. 浮合如數. 一息十至以上. 是經氣予不足也.

微見. 九十日死.」

『霊枢・熱病篇』

「熱病七日八日. 脉不躁. 躁不散數. 後三日中有汗. 三日不汗. 四日死. 未曾汗者.

勿腠刺之.」

『難経・九難』

「何以別知藏府之病耶.

然. 數者府也. 遲者藏也. 數則爲熱. 遲則爲寒. 諸陽爲熱. 諸陰爲寒.

故以別知藏府之病也.」

『難経・十三難』

「脉數. 尺之皮膚亦數.

脉急. 尺之皮膚亦急.

脉緩. 尺之皮膚亦緩.

脉濇. 尺之皮膚亦濇.

脉滑. 尺之皮膚亦滑.」

『難経・十五難』

「夏脉鈎. 反者爲病. 何謂反.

然. 其氣來實強. 是謂太過. 病在外.

氣來虛微. 是謂不及. 病在内.

其脉來累累如環. 如循琅玕. 曰平.

來而益數. 如雞擧足者. 曰病.」

『難経・十七難』

「病若開目而渇. 心窩牢者. 脉當得緊實而數. 反得沈濡而微者. 死也.」

『難経・十八難』

「結者. 脉來去時一止無常數. 名曰結也.」

『難経・二十一難』

「人形病脉不病. 曰生. 脉病形不病. 曰死. 何謂也.

然. 人形病脉不病. 非有不病者也. 謂息數不應脉數也. 此大法.」

4 遅脈（陰脈）

『脈経』遅脈. 呼吸三至. 去来極遅。

遅：一息二至から三至。

『脈経』は一息二至或いは三至に至らない場合を遅脈と定義している。愚木は**細胞内の水気が凝滞して代謝率が低下し内容物や陽気が産生されず、細胞の動きが鈍くなる場合に現れる脈**と理解した。

■ 脈管の原因

脈管は陽気が多ければ内径が拡張し陰気が多ければ収縮する。そして物理的にモノの絶対量が同じなら、脈管が収縮すれば脈は速くなり拡張すると遅くなる。また絶対量が多くなれば内径は拡張して多くのモノを流すことが出来るので脈は速くなるし、逆に絶対量が少なくなれば脈管は収縮して内径が小さくなり、多くのモノが流せないので脈は遅くなる。即ち**遅脈は日常的にモノを流す総量が少なく、脈管内径が通常よりも収縮して流すことが出来ず遅滞し、細胞内の水気が代謝活性せず陽気の産生（体温）が行なわれなくて凝滞する事による**。またこの他には肺腎の呼吸ラインの不和も考えられる。つまり呼吸機能が弱る事によって脈

管の形質を維持出来ないばかりか、細胞内の水気が代謝活性せず陽気の産生（体温）が行なわれなくて凝滞する場合である。

■ 内容物の原因

『素問・臓器法事論』に「酸味は収斂、苦味は固堅、甘味は緩解、辛味は発散、鹹味は濡潤」と述べられているが、モノの味が五味に偏れば形はその味の性格により変化する。つまり以下のように言えるのである。

- 酸味を主る木気が弱いと形を収斂させる力が弱い。
- 苦味を主る火気が弱いと形を堅固させる力が弱い。
- 甘味を主る土気が弱いと形を緩解させる力が弱い。
- 辛味を主る金気が弱いと形を発散させる力が弱い。
- 鹹味を主る水気が弱いと形を濡潤させる力が弱い。

そして三焦が弱ければ身体が衰弱して収縮凝滞する様に、五味の摂食異常は五臓に影響を及ぼし身体の形を変える。特に胃腎に影響を及ぼす甘・鹹味の摂食異常の病人脈が遅なのはこの理由による。

遅脈抜粋

『素問・陰陽別論』

「去者爲陰. 至者爲陽. 靜者爲陰.
動者爲陽. 遲者爲陰. 數者爲陽.」

『素問・三部九候論』

「獨小者病. 獨大者病. 獨疾者病. 獨遲者病. 獨熱者病. 獨寒者病. 獨陷下者病.
病水者. 以夜半死. 其脉乍疏乍數. 乍遲乍疾者. 日乘四季死.
其脉疾者不病. 其脉遲者病. 脉不往來者死. 皮膚著者死.」

『素問・病能論』

「帝曰. 有病厥者. 診右脉沈而緊. 　　　　左脉浮而遲. 不然. 病主安在.
岐伯曰. 冬診之. 右脉固當沈緊. 此應四時. 左脉浮而遲. 此逆四時. 在左當主病在腎.
頗關在肺. 當腰痛也.」

『難経・九難』

「何以別知藏府之病耶.
然. 數者府也. 遲者藏也. 數則爲熱. 遲則爲寒. 諸陽爲熱. 諸陰爲寒.
故以別知府藏之病也.」

『難経・十五難』

「夏脉鉤者. 心南方火也. 萬物之所盛. 垂枝布葉. 皆下曲如鉤. 故其脉之來疾去遲. 故曰鉤.」

5 実脈と虚脈の概論

　虚実の脈状は脈管を流体するモノの**陽の性格を有する細胞成分の動き**に注目するのか、**陰の性格を有する血漿成分の含有状態**に注目するのかの違いである。虚実の概論は『素問・通評虚実論』で「虚実とは」との問いに対し「邪気が盛んであれば実、正気が奪われれば虚」と明解に述べている様に、**陽の性格を有する細胞成分の活動が通常を超えて活動的になるか、逆に動きが極まって動かなくなる場合に現れる実脈。陰の性格を主体とする血漿成分の濃度に異常が生じたことで、細胞成分が正常に動かない場合に現れる虚脈**と理解した。

5-i　実脈（陽脈）

　『脈経』実脈．大而長．微強．按之隠指幅幅然。

　実：大にして長、少し強く幅がある。

　脈管の中を実際に流れるのは血液である。血液は 45％の血液細胞と 55％の血漿から成る。これらの血液成分が適量であれば問題にはならないが、適量の均衡が崩れると病因になる。

■ 赤血球の原因

　赤血球は生体内細胞の中で最も水の含有量が少ない細胞である。この成分から考えて陰陽の均衡が取れておらず極端に陽に偏っている。即ち O_2 を全身に運ぶ使命を有している赤血球は陽の性格そのままに一カ所に留まる事はなく、絶えず脈管の中を動いて肝臓によって破壊される。これより病的に赤血球が異常な速さで動いて熱が作られ血漿成分の 91％を占める水が相対的に乾かされて、結果的に血液全体の水が不足する場合に見る実脈が考えられる。即ち**赤血球の動きが原因して生じる実脈**は、生理的な場合も含め身体の各細胞が O_2 を要求した場合、また O_2 を供給しなければならない場合に現れると考えられる。呼吸や代謝が原因し細胞の水不足に至り発するのである。

■ 白血球の原因

　白血球は血液 1 mm^3 中に約 7,000 あり、好中球や単球などの白血球細胞から成る。そのうち最も動きが速く細菌を多く食すのは好中球で、外傷で見る膿は好中球の作用により為される事からも、白血球には血管の細胞膜を自由に出入りし

て動くモノもいる事がわかる。西洋医学的に白血球の量的な増加及びその動きの異常は病原体が体内にいることを示し、表象的に発熱や疼痛、浮腫などの病症として現れる様に、**白血球の動きが原因して生じる実脈**は病症を伴う事から赤血球の場合とは明らかに対比する事が出来る。古来の医家が各著作物で述べている実脈はこの場合である。

■ 病的ではなく正常な場合

　脈状には病的に見る脈と生理的に一時的病脈を見る妊娠時や排卵時のような場合がある。それは各家の文献で病的実脈は「血実脈実」と述べられているが、『四言挙要』で李時珍が「気実脈実」と述べている様に、気実を血実と変えることで病的な実脈と生理的な実脈の違いを伝えようとしたのだろう。兎も角**気実の場合は神気が充実している**と考えてよく、邪実ではなく正気が充実して五臓も正確に動き形の維持に努めていると考えられる正常な実脈である。

実脈抜粋

『素問・陰陽應象大論』
　「其慓悍者. 按而收之. 其實者散而寫之.」
『素問・脉要精微論』
　「帝曰. 診得胃脉病形何如.
　　岐伯曰. 　胃脉實則脹. 虚則泄.」
『素問・平人氣象論』
　「脉小實而堅者. 病在内平肝脉. 來耎弱. 招招如揭長竿末梢. 曰肝平. 春以胃氣爲本.
　　病肝脉. 來盈實而滑. 如循長竿.」
　「長夏以胃氣爲本. 病脾脉. 來實而盈數. 如雞舉足. 曰脾病. 死脾脉.」
『素問・玉機眞藏論』
　「形氣相失. 謂之難治. 色夭不澤. 謂之難已. 脉實以堅. 謂之益甚. 脉實堅.
　　病在外脉不實堅者. 皆難治.」
『素問・經脉別論』
　「帝曰. 　太陽藏何象.
　　岐伯曰. 象三陽而浮也.
　　帝曰. 　少陽藏何象.
　　岐伯曰. 象一陽也. 一陽藏者. 滑而不實也.
　　帝曰. 　陽明藏何象.
　　岐伯曰. 象大浮也. 太陰藏搏言伏鼓也. 二陰搏至. 腎沈不浮也.」

『素問・通評虛實論』

「帝曰. 經絡俱實何如. 何以治之.

岐伯曰. 經絡皆實. 是寸脉急而尺緩也. 皆當治之. 故曰. 滑則從. 濇則逆也.」

「帝曰. 寒氣暴上. 脉滿而實. 何如.

岐伯曰. 實而滑則生. 實而逆則死.」

「帝曰. 脉實滿. 手足寒頭熱. 何如.

岐伯曰. 春秋則生. 冬夏則死. 脉浮而濇. 濇而身有熱者死.」

「帝曰. 乳子中風熱. 喘鳴肩息者. 脉何如.

岐伯曰. 喘鳴肩息者. 脉實大也. 緩則生. 急則死.」

「帝曰. 癩疾之脉. 虛實何如.

岐伯曰. 虛則可治. 實則死.」

「帝曰. 消癉虛實何如.

岐伯曰. 脉實大. 病久可治. 脉懸小堅. 病久不可治.」

『素問・刺志論』

「脉實血實. 脉虛血虛. 此其常也. 反此者病. 中熱也.

脉大血少者. 脉有風氣. 水漿不入. 此之謂也. 夫實者氣入也. 虛者氣出也. 氣實者熱也.

氣虛者寒也.

入實者. 左手開鍼空也. 入虛者. 左手閉鍼空也.」

『靈枢・終始篇』

「脉動而實且疾者. 疾寫之. 脉實者. 深刺之. 以泄其氣. 氣無得出. 以養其脉. 獨出其邪氣.

刺諸痛者. 其脉皆實.」

『靈枢・四時氣篇』

「聽其動靜者. 持氣口人迎. 以視其脉. 堅且盛且滑者. 病日進. 脉軟者. 病將下. 諸經實者.

病三日已. 氣口候陰. 人迎候陽也.」

『靈枢・刺節眞邪篇』

「帝曰. 刺節言解惑. 夫子乃言. 盡知調陰陽補寫有餘不足. 相傾移也. 惑何以解之.

岐伯曰. 大風在身. 血脉偏虛. 虛者不足. 實者有餘. 輕重不得. 傾側宛伏.」

『難経・四難』

「按之濡. 擧指來實者. 腎也.」

『難経・六難』

「脉有陰盛陽虛. 陽盛陰虛. 何謂也.

然. 浮之損小. 沈之實大. 故曰陰盛陽虛.

沈之損小. 浮之實大. 故曰陽盛陰虛. 是陰陽虛實之意也.」

『難経・十五難』

「春脉弦. 反者爲病. 何謂反.

然. 其氣來實強. 是謂太過. 病在外.」

『難経・十七難』

「病若開目而渇．心窩牢者．脉當得緊實而數．反得沈濡而微者．死也．」

『難経・四十八難』

「人有三虛三實．何謂也．

　然．有脉之虛實．有病之虛實．有診之虛實也．

　脉之虛實者．濡者爲虛．緊牢者爲實．

　病之虛實者．出者爲虛．入者爲實．言者爲虛．不言者爲實．緩者爲虛．急者爲實．

　診之虛實者．濡者爲虛．牢者爲實．癢者爲虛．痛者爲實．外痛内快．爲外實内虛．

　内痛外快．爲内實外虛．故日．虛實也．」

5-ⅱ　虛脈（陰脈）

『脈経』虛脈．遅大而軟．按之不足．隱指豁豁然空。

虛：遅大にして軟、按ずれば不足。

■ 血漿の原因

　血漿はその 91％が水で他にたんぱく質や糖質などを含む。通常血液は腎臓を通過する際に糸球体で濾過されて尿細管で再吸収される。そして血液の浸透圧や細胞外液量、血液の pH、血漿組成の各調節が行なわれ、生体は常に一定の濃度に調整が為されている。同様にこの生理は東洋医学でも、全身の水は全て腎臓で総量や濃度、細胞内外の水の微少な動き等まで管理され調整が為されている。この生理から水不足で虚熱が生じる事や寒症が生じる病機の様に、虛脈は**水を作る脾胃の二象が病む場合と水を蔵す腎臓が病む場合**の二つの原因から生じるのである。張景岳が「陰の水気がこれらの原因で不足すれば、上焦熱を冷ます事が出来ず、心が神を蔵する事が出来なくなって正気が虚して無力になる。」と述べる様に、虛脈は腎気の力に比例して生じ水の調節が出来なくなった事により起こる脈と理解出来る。その過不足は細胞が蔵する水気に影響を及ぼす。また血漿成分中の水に影響が及ぶと細胞成分である各血球の動きが鈍くなり、結果的に全身の血液循環が通常ではなくなるのである。『難経』の「腎脈は沈而軟実」は、腎が蔵する水気が常に不足することなく実している限り病的な虛脈にはならない事を述べている。これからも虛脈は実脈の反対の状態を表す脈状である。

虛脈抜粋

『素問・平人氣象論』

「泄而脱血脉實. 病在中脉虚. 病在外脉濇堅者.」

『素問・玉機眞藏論』

「春脉者肝也. 東方木也. 萬物之所以始生也. 故其氣來耎弱. 輕虚而滑. 端直以長. 故曰弦.」

「眞肺脉至. 大而虚. 如以毛羽中人膚. 色白赤不澤. 毛折乃死.」

『素問・通評虚實論』

「脉虚者. 不象陰也.」

『素問・刺瘧論』

「瘧脉緩大虚.」

『素問・大奇論』

「腎脉小急. 肝脉小急. 心脉小急不鼓. 皆爲瘕.

腎肝并沈. 爲石水. 并浮. 爲風水. 并虚. 爲死.」

『素問・示從容論』

「今夫脉浮大虚者. 是脾氣之外絶. 去胃外歸陽明也.」

『靈枢・終始篇』

「脉虚者. 淺刺之.」

『靈枢・口問篇』

「胃不實. 則諸脉虚. 諸脉虚. 則筋脉懈惰.」

『靈枢・禁服篇』

「病在手陽明. 盛則爲熱. 虚則爲寒. 緊則爲痛痺. 代則乍甚乍間. 盛則寫之. 虚則補之.

緊痛則取之分肉.」

病在手太陰. 盛則脹滿寒中食不化. 虚則熱中出糜糜少氣溺色變. 緊則痛痺. 代則乍痛乍止.

盛則寫之. 虚則補之. 緊則先刺而後灸之.」

『靈枢・邪客篇』

「其脉滑而盛者. 病日進. 虚而細者. 久以持. 大以濇者. 爲痛痺.」

『靈枢・刺節眞邪篇』

「大風在身. 血脉偏虚. 虚者不足. 實者有餘.」

『難経・六難』

「脉有陰盛陽虚. 陽盛陰虚. 何謂也.

然. 浮之損小. 沈之實大. 故曰陰盛陽虚.

沈之損小. 浮之實大. 故曰陽盛陰虚. 是陰陽虚實之意也.」

『難経・十五難』

「秋脉毛者. 肺西方金也. 萬物之所終. 草木華葉. 皆秋而落. 其枝獨在若毫毛也.

故其脉之來. 輕虚以浮. 故曰毛.」

『難経・四十八難』

「脉之虚實者. 濡者爲虚. 緊牢者爲實.」

6　鉤脉、洪脈、大脈（陽脈）

　臨床で**大きく力強く触れる脈**である。これらを虚実の陽脈群に位置付けて考察した。

　『内経』『難経』『傷寒論』等の各古典では鉤脉と大脈と洪脈は区別されて表記されている。しかし現在は区別されず鉤脉と大脈は洪脈と同じ脈意であるとし、鉤脉と大脈は詳しく述べられていない。

6-ⅰ　鉤脉

　『説文』に鉤は「曲鉤（かぎばり）なり、金に従い句に従う」（柴崎保三著／鍼灸医学大系抜粋）と述べられている。王氷は『素問・玉機眞藏論』『難経・十五難』に書かれている内容から鉤脉を「脈の来ること盛ん、去ること衰えて鉤の曲がれるが如くである。」と述べている。鉤はその形状から表現されて病脈としては表されないが、**夏季に胃の気が多く含まれているかを表す脈**である。

鉤脉抜粋

『素問・陰陽別論』

　「鼓一陽曰鉤.」

『素問・平人氣象論』

　「夏胃微鉤曰平.」

『素問・玉機眞藏論』

　「帝曰.　夏胃微鉤曰平夏脉如鉤.　何如而鉤.

　　岐伯曰.　夏脉者心也.　南方火也.　萬物之所以盛長也.　故其氣來盛去衰.　故曰鉤.」

『素問・三部九候論』

　「其脉代而鉤者.　病在絡脉.」

『素問・宣明五氣篇』

　「五脉應象.　肝脉絃.　心脉鉤.　脾脉代.　肺脉毛.　腎脉石.　是謂五藏之脉.」

『素問・大奇論』

　「心脉鉤脉來懸鉤浮.」

『素問・至眞要大論』

　「少陰之至.　其脉鉤.」

『霊枢・邪氣藏府病形篇』

　「其脉鉤也.」

　「赤者.　其脉鉤也.」

『難経・十五難』

「夏脉鈎者. 心南方火也. 萬物之所盛. 垂枝布葉. 皆下曲如鈎. 故其脉之來疾去遲.

故曰鈎夏脉鈎.

病在外. 氣來虛微. 是謂不及.

病在内. 其脉來累累如環. 如循琅玕.

曰平. 來而益數. 如雞舉足者. 曰病. 前曲後居. 如操帶鈎. 曰死. 夏脉微鈎.

曰平. 鈎多胃氣少. 　　　　曰病. 但鈎無胃氣. 　　　　曰死. 夏以胃氣爲本.」

6- ii　洪脈（陽脈）

『脈経』洪脈. 極大在指下。

洪：極めて大きく指下に広く満ちる。

『傷寒論』で洪脈は「夏脉洪大. 是其時脉. 故使然也.」「南方心脉. 其形何似.
師曰. 心者火也. 名少陰. 其脉洪大而長. 是心脉也.」と述べられている以外、
「夏季は洪脈である」との記載はない。しかも洪脈単独の表記はなく「洪大而
長」或は「洪大」と記載されている。即ち洪脈は**火の象**に似て勢いが表と上方に
向かい、大きく燃え盛る様子を表現して名前が付けられているのであるから、こ
の脈は必ず上方に向かうベクトルを内に有している。しかも寸関尺の三部に配当
される各臓腑それぞれに火（実熱）を有する可能性が有り、洪脈を診る場合はど
の場所からも上方に向かう勢いがあるので、この脈を診た時は急いでその火（実
熱）を体外に追い出す治療を行なわなければならない。

洪脈抜粋

『素問・平人氣象論』

「太陽脉至. 洪大以長.」

『霊枢・五禁篇』

「病泄脉洪大. 是二逆也.」

『難経・七難』

「太陽之至. 洪大而長.」

『難経・十四難』

「病欲甚. 脉洪大者. 苦煩滿.」

『難経・十七難』

「病若譫言妄語. 身當有熱. 脉當洪大.」

『傷寒論・辨脉法』

「立夏得洪一作浮. 大脉. 是其本位.」

「夏脉洪大. 是其時脉. 故使然也.」

「脉浮而洪. 身汗如油. 喘而不休. 水漿不下. 形體不仁. 乍靜乍亂. 此爲命絶也.」

『傷寒論・平脉法』

「效象形容. 春弦秋浮. 冬沈夏洪. 腎沈心洪. 肺浮肝弦. 此自經常. 南方心脉. 其形何似.

「心者火也. 名少陰. 其脉洪大而長. 是心脉也. 心病自得洪大者. 愈也. 陽脉洪數.

　陰脉實大者. 更遇温熱. 變爲温毒. 温毒爲病最重也.」

『傷寒論・辨太陽病脉證』

「脉洪大者. 與桂枝湯. 若形似瘧. 一日再發者. 宜桂枝二麻黄一湯.」

「脉洪大者. 白虎加人參湯主之.」

『金匱要略・水氣病脉證』

「必致癰膿. 脉浮而洪. 浮則爲風. 洪則爲氣. 風氣相搏. 風強則爲隱疹.」

『金匱要略・薏苡附子敗醤散方』

「脉洪數者. 膿已成. 不可下也. 大黄牡丹湯主之.」

『金匱要略・蜘蛛散方』

「其脉當沈若弦. 反洪大. 故有蚘蟲.」

■ 四古典以外では大脉の記載はなくただ洪脉の記載が有るばかりである。

『瀕湖脈学』

「洪脈指下極大.」

「洪脈在離火. 夏. 心.」

『脉経』

「洪脈極大而在指. (一曰浮而大)」

『脈抉匯辯』

「洪脈、即大也.」

6-iii　大脈（陽脈）

　大脈は身体内に通常ではない熱性の性格を有すモノが侵入し、脈の流体が表と上方に向かうベクトルを持つ場合に現れる脈である。そして大脈はモノが火熱の性格を有する場合は「浮脈而大」になり、寒冷の性格を有する場合は「脈沈而大」になる。そして虚実の場合があるので大脈には以下の4つが考えられる。

- ▪ 浮脈而大実…火熱の勢いが強いが、身体の外を衛る抵抗も激しく衛気が消耗していない。
- ▪ 浮脈而大虚…火熱の勢いが強く、身体の抵抗が著しく弱り衛気が消耗している。
- ▪ 脈沈而大実…寒冷の邪の勢いが強いが、身体の内を衛る抵抗も激しく営気が

消耗していない。

- 脈沈而大虚…寒冷の邪の勢いが強く、身体の抵抗が著しく弱り営気が消耗している。

　東洋医学で共通の字句を使う場合は必ず同じ意思目的がある。この**大**の句が使われる語句は大腸、大便、大黄、大承気湯等であるが、これらから大の句を連想すると**体内に侵入したモノを一挙に追い出す必要がある場合に用いる**ことが多い。つまり字句からも大脈は、生体内に勢いのある病邪が侵入した事を表すのである。『辨脈法』の冒頭「凡脈大浮數」より「体内に通常では有り得ないモノが侵入し、しかもそれが熱性の性格を有して流体の方向を上方に向けさせる脈状が陽病の基本脈である。」とする張仲景の意図を読み取る事が出来る。また大脈は『禁服篇』の「春夏人迎微大」と『辨脈法』の「立夏脈洪大」以外に「夏季の脈」であるとの文章はない。つまり大脈は夏季に応じた脈ではないのである。

大脈抜粋

『素問・平人氣象論』
　「秋冬而脉浮大. 太陽脉至. 洪大以長. 陽明脉至.」

『素問・玉機眞藏論』
　「秋冬而脉浮大. 名曰逆四時也.」

『素問・三部九候論』
　「形瘦脉大. 胸中多氣者死.」

『素問・病能論』
　「肺者. 藏之蓋也. 肺氣盛則脉大. 脉大則不得偃臥.」

『素問・大奇論』
　「心脉滿大. 腎脉大急沈. 肝脉大急沈.」

『素問・至眞要大論』
　「少陽之至. 大而浮.」

『霊枢・邪氣藏府病形篇』
　「脉大者. 尺之皮膚亦賁而起大者. 多氣少血.」

『霊枢・經水篇』
　「足陽明. 五藏六府之海也. 其脉大血多. 氣盛熱壯. 刺此者. 不深弗散. 不留不寫也.」

『霊枢・脹論』
　「其脉大堅以濇者. 脹也.」

『霊枢・禁服篇』
　「春夏. 人迎微大.

秋冬. 寸口微大. 如是者. 名曰平人.」

『霊枢・五禁篇』

「病泄脉洪大. 是二逆也.」

『霊枢・動輸篇』

「陰病而陰脉大者爲逆.」

『難経・四難』

「浮而大散者. 心也.」

『難経・六難』

「浮之損小. 沈之實大. 故曰陰盛陽虚.

沈之損小. 浮之實大. 故曰陽盛陰虚」

『難経・七難』

「少陽之至. 乍小乍大. 乍短乍長.

陽明之至. 浮大而短.

太陽之至. 洪大而長.

太陰之至. 緊大而長.

少陰之至. 緊細而微.

厥陰之至. 沈短而敦.」

『難経・十三難』

「色赤. 其脉浮大而散.

色黄. 其脉中緩而大」

『難経・十四難』

「一呼四至. 一吸四至. 病欲甚. 脉洪大者. 苦煩滿.」

『難経・十七難』

「病若吐血. 復鼽衄血者. 脉當沈細. 而反浮大而牢者. 死也.

病若譫言妄語. 身當有熱. 脉當洪大. 而手足厥逆. 脉沈細而微者. 死也.

病若大腹而泄者. 脉當微細而濇. 反緊大而滑者. 死也.」

『傷寒論・辨脉法』

「凡脉大浮數. 動滑. 此名陽也.」

「立夏脉洪大. 是其時脉. 故使然也.」

「若脉浮大者. 氣實血虚也.」

『傷寒論・傷寒例』

「脉浮大. 手足温者生. 逆冷脉沈細者. 不過一日死矣. 此以前是傷寒熱病證候也.」

『傷寒論・辨太陽病脉證』

「脉洪大者. 與桂枝湯. 若形似瘧. 一日再發者. 宜桂枝二麻黄一湯.」

「脉洪大者. 白虎加人參湯主之.」

『傷寒論・辨太陽病脉證』

「結胸證. 其脉浮大者. 不可下. 下之則死.」

『傷寒論・辨陽明病脉證』

「陽明中風. 脉弦浮大.」

「傷寒三日. 陽明脉大.」

『傷寒論・辨少陽病脉證』

「三陽合病. 脉浮大.」

『傷寒論・辨不可下病脉證』

「下利脉大者. 虚也.」

7　石脈、小脈、細脈、微脈（陰脈）

　脈診で比較的わかりにくい**細い脈**で同じ様に見える脈群である。しかしその形状によって名前が異なるのは、その脈特有の意味があるからである。石脈、小脈、細脈、微脈の臨床での鑑別はし難く、歴代の医家も細脈、微脈の鑑別は行なっているが、小脈は細脈の範疇で考えられて考証されていない。

7-i　石脈（陰脈）

　『内経』『難経』に石脈は冬期の外界に応じ胃の気が含まれる脈状を平脈とし、胃の気の少ない脈を腎の病脈としている。石脈は文献から**冬の厳しい外寒に陽気を奪われない様に土中深く冬眠している生き物の姿**を連想すればよいかもしれない。この脈状の流体圧力は裏を向いて正気が虚している様に見えるが、これは流体を作れないのではなくベクトルが表に向いていない為による。陰性の水は化学的によく燃えて引火により暴発する性質の酸素と水素から成るように、モノを冷却する水を構成する元素が陽性である事も陰陽の法則によるものであり、主水する腎臓の働きに陰陽の両性があるのも水のこのような側面を表している。そして水の形態は温度により左右される。即ち夏の陽気が多い炎暑の時期は分子間の距離が空疎になって液体の水は気化して蒸泄し、冬陰気が多い極寒の時期は分子間の距離が凝集して液体の水は固く氷結する。つまり**冬期に水が凝集して固く氷結する様子を表す脈状**である。

石脈抜粋

『素問・玉版論』

「冬胃微石曰平. 石多胃少曰腎病. 但石無胃曰死.」

『素問・玉機眞藏論』

「其氣來如彈石者. 此謂太過. 病在外.」

『素問・宣明五氣篇』

「腎脉石.」

『素問・大奇論』

「腎肝并沈. 爲石水.」

『素問・示從容論篇』

「沈而石者. 是腎氣内著也.」

『霊枢・邪氣藏府病形篇』

「黒者. 其脉石.」

『難経・十五難』

「冬脉石者. 腎北方水也. 萬物之所藏也. 盛冬之時. 水凝如石. 故其脉之來. 沈濡而滑. 故曰石. 冬脉石.」

「冬脉微石. 曰平. 石多胃氣少. 曰病. 但石無胃氣. 曰死.」

7-ⅱ 小脈（陰脈）

■ 正気の原因

　小脈は形態が微脈や細脈と同様に見える脈で三部浮沈を問わず出現する。『傷寒論271条』に「傷寒三日. 少陽脈小者. 欲已也.」とあるように、**小脈は生体の陰分が何かの原因により過度に燃焼して流体を作る事が出来なくなった場合に現れる脈。或いは有形のモノの絶対数が不足した場合に現れる脈**である。つまり邪気により肺腎の呼吸ラインが乱れ脾胃のバックアップが回復していない時に、胃の気が極端に衰退して脈の流体が作れない場合で出現する。そしてこの脈は抗邪が済み**少陽相火を高ぶらせる必要がなくなった回復期**を表すので少し待てば癒えることがわかる。

■ 邪気の原因

　『素問・平人気象論』の「脉小實而堅者. 病在内. 脉小弱以濇. 謂之久病.」は、生体の陰分が何かの原因により過度に燃焼して流体を作る事が出来なくなった場合或いは有形のモノの絶対数が不足した場合に現れる脈状が小脈である。

　『素問・脈要精微論』の「其脉小. 色不奪者. 新病也.」は、抗邪により陰気が毀損したが変色していなければ変形には至らず、その場合に現れる脈状が小脈である。また病的小脈と変色とを合わせる事により抗邪時間を計る事も可能である。

『霊枢・邪気臓腑病形篇』の「脉小者. 尺之皮膚亦減而少氣.」は、肌膚に潤いがなく更に陰気が不足して少気である事を表す脈状が小脈である。

これより**小脈は陰気の毀損が小さい場合に現れる脈状**と理解出来る。以下古典より小脈をまとめた。

- 人迎部と寸口部の比較脉診で、人迎部の小弱は衛気の虚、気口部の小弱は腸胃の弱り。
- 寸口部と尺中部の比較脉診で、寸口部の小脉は上焦の陰気不足、尺中部の小脉は下焦の陰気不足。
- 脈沈小滑は病邪が激しいことを表す。
- 温病で大熱するが、反して脈細小で手足が厥冷する場合は死病である。
- 腹痛で脈細小而虚は治癒するが、堅大而急は難治である。

小脈抜粋

『素問・脉要精微論』
　「其脉小. 色不奪者. 新病也.」

『素問・平人氣象論』
　「脉小實而堅者. 病在内. 脉小弱以濇. 謂之久病.」

『素問・通評虚實論』
　「乳子而病熱. 脉懸小者. 何如. 手足温則生. 寒則死.」
　「脉小堅急. 死不治. 脉懸小堅. 病久不可治.」

『素問・大奇論』
　「肝脉小急. 癇瘈筋攣.　　腎脉小急.
　　肝脉小急.　　　　　　心脉小急不鼓. 皆爲瘕.
　　肝脉小緩. 爲腸澼. 易治. 腎脉小搏沈. 爲腸澼下血. 其脉小沈濇. 爲腸澼. 其身熱者死.
　　心脉小堅急. 皆爲偏枯.」
　「偃刀者. 浮之小急.」

『素問・刺志論』
　「脉小血多者. 飮中熱也.」

『素問・示從容論』
　「腎小浮似脾.」

『霊枢・邪氣藏府病形篇』
　「調其脉之緩急小大滑濇. 而病變定矣.」
　「脉小者. 尺之皮膚亦減而少氣.」

『霊枢・壽夭剛柔篇』
　「形充而脉小以弱者. 氣衰. 衰則危矣.」

『霊枢・經脉篇』

「虚者. 則寸口反小于人迎也.

　虚者. 　人迎反小於寸口也.

　調其虚實. 其小而短者. 少氣.」

『霊枢・熱病篇』

「熱病七日八日. 脉微小. 病者溲血. 口中乾. 一日半而死.」

『霊枢・五色篇』

「切其脉口. 滑小緊以沈者. 病益甚在中.」

「脉之浮沈. 及人迎與寸口氣. 小大等者. 病難已. 病之在藏. 沈而大者易已. 小爲逆.」

『霊枢・通天篇』

「少陰之人. 多陰少陽. 小胃而大腸. 六府不調. 其陽明脉小. 而太陽脉大. 必審調之.

　其血易脱. 其氣易敗也.」

『霊枢・論疾診尺篇』

「尺膚寒. 其脉小者. 泄少氣.

　尺堅大. 脉小甚.」

「小便黄赤. 脉小而濇者. 不嗜食. 人病. 其寸口之脉. 與人迎之脉. 小大等. 及其浮沈等者.

　病難已也.」

「脉小者. 手足寒. 難已. 飧泄脉小. 手足温. 亦易已.」

『難経・六難』

「浮之損小. 沈之實大. 故曰陰盛陽虚.

　沈之損小. 浮之實大. 故曰陽盛陰虚. 是陰陽虚實之意也.」

『難経・十三難』

「若小而滑. 爲相生也.」

『難経・十四難』

「脉來一呼再至. 一吸再至. 不大不小. 曰平. 沈細夜加. 浮大晝加. 不大不小.

　雖困可治. 其有大小者. 爲難治.」

『難経・五十八難』

「濕温之脉. 陽濡而弱. 陰小而急.」

『傷寒論・辨脉法』

「脉病欲知愈未愈者. 何以別之. 荅曰. 寸口關上尺中三處. 大小浮沈遲數. 同等.

　雖有寒熱不解者. 此脉陰陽爲和平.」

『傷寒論・辨太陽病脉證』

「脉浮. 關脉小細沈緊. 名曰藏結.」

7-ⅲ　細脈（陰脈）

『脈経』細脈. 小大于微. 常有. 但細耳。

細：小にして微よりも大きい脈。

- □ 『素問・脈要精微論』
- ■ 「細則氣少.」の細小脈は、流体を構成する形を為さない気が極端に不足した状態を表す脈。
- ■ 「有脉倶沈細數者. 少陰厥也. 沈細數散者. 寒熱也.」の沈細脈は、流体を作る気が不足して脈管を形作れず潤せない状態を表す脈。
- ■ 「諸細而沈者. 皆在陰. 則爲骨痛.」の細沈脈は、骨痛という強烈な痛みで意識（気）が次第に薄れて極端に気が不足し、甚だしい場合は気絶する様な状態を表す脈。これは陰気不足の原因としては述べられていない。
- ■ これより医家の多くが細脈は陽虚を表す脈とまとめている。
- □ 『傷寒論』は少陰病と厥陰病で記載を見る。これからすれば、
- ■ 血を行らせる陽気が虚して内鬱して虚火が現れている場合の脈。
- ■ 陽気が原因で厥冷が現れている場合で分け、細脈と兼ねている脈の違いで鑑別している。
- ■ 細脈に緊数脈が加わった場合は、陽気が虚して緊張しながら虚火を作り生体を維持しているのであるから、この陽気を更に虚させることなく中焦に働きかけて陰気を補い流体を保持させればよい。
- ■ 細脈に遅脈が加わった場合で四肢厥冷していれば、陽気に細胞を活性化させる力がなく身体が凝固傾向になっている。『傷寒論』では当帰四逆湯を使って下焦に働きかけ寒冷の邪を除いている。

これより小脈と細脈との比較は、**小脈は有形のモノの絶対数が不足した事により出現し、細脈は無形のモノの総数、或いは総量が不足した場合に現れる。両脈はモノの総量を表す脈状**である。

細脈抜粋

『素問・脉要精微論』

「細則氣少.」

「有脉倶沈細數者. 少陰厥也.」

「沈細數散者. 寒熱也.」

「諸細而沈者. 皆在陰. 則爲骨痛. 其有靜者在足. 數動一代者. 病在陽之脉也.」

『素問・平人氣象論』

「尺寒脉細. 謂之後泄.」

『素問・玉機眞藏論』

「脉細. 皮寒. 氣少. 泄利前後. 飮食不入. 此謂五虛.」

『素問・三部九候論』

「少氣不足以息者危. 九候之脉. 皆沈細懸絶者. 爲陰主冬. 故以夜半死.」

『素問・病能論』

「當候胃脉. 其脉當沈細. 沈細者氣逆. 逆者人迎甚盛. 甚盛則熱. 人迎者. 胃脉也.

所謂深之細者. 其中手如鍼也.」

『素問・奇病論』

「太陰脉微細. 如髮者. 此不足也.」

『靈枢・骨度篇』

「細而沈者. 多氣也.」

『難経・七難』

「少陰之至. 緊細而微.」

『難経・十四難』

「沈細者. 腹中痛.」

「一呼五至. 一吸五至. 其人當困. 沈細夜加. 浮大晝加. 不大不小. 雖困可治. 其有大小者.

爲難治.

一呼六至. 一吸六至. 爲死脉也. 沈細夜死. 浮大晝死.」

『難経・十七難』

「病若吐血. 復鼽衄血者. 脉當沈細. 而反浮大而牢者. 死也.

病若讝言妄語. 身當有熱. 脉當洪大. 而手足厥逆. 脉沈細而微者. 死也.

病若大腹而泄者. 脉當微細而濇. 反緊大而滑者. 死也.」

『傷寒論・平脉法』

「若裏有病者. 脉當沈而細.」

「尺寸俱沈細者. 太陰受病也.」

『傷寒論・傷寒例』

「讝言妄語. 身微熱. 脉浮大. 手足温者生. 逆冷脉沈細者. 不過一日死矣.

此以前是傷寒熱病證候也.」

『金匱要略・辨痙濕暍脉證』

「太陽病. 發熱脉沈而細者. 名曰痙太陽病. 關節疼痛而煩. 脉沈而細一作緩者. 此名濕痺.」

「太陽中暍者. 發熱惡寒. 身重而疼痛. 其脉弦細芤遲.」

『傷寒論・辨太陽病脉證并治上』

「太陽病. 十日以去. 脉浮細而嗜臥者. 外已解. 下之後. 復發汗. 必振寒脉微細. 所以然者.

以内外俱虛故也.」

「太陽病. 當惡寒發熱. 今自汗出. 反不惡寒發熱. 關上脉細數者. 以醫吐之過也.」

「傷寒五六日. 頭汗出. 微惡寒. 手足冷. 心窩滿. 不欲食. 大便鞕. 脉細者. 爲陽微結.

非少陰也.」

　「脉浮.　關脉小細沈緊.　名曰藏結.」

　「太陽病.　下之其脉促.　一作縱不結胸者.　此爲欲解也.　脉細數者.　頭痛未止.」

　「傷寒五六日.　頭汗出.　微惡寒.　手足冷.　心窩滿.　口不欲食.　大便鞕.　脉細者.　此爲陽微結.
　　必有表.　復有裏也.」

『傷寒論・辨少陽病脉證』

　「傷寒.　脉弦細.　頭痛發熱者.　屬少陽.」

『傷寒論・辨少陰病脉證』

　「少陰病.　始得之.　發熱脉沈者.　麻黄細辛附子湯主之.」

　「少陰之爲病.　脉微細.　但欲寐也.」

　「少陰病.　脉細沈數.　病爲在裏.　不可發汗.」

　「少陰病.　脉微細沈.　但欲臥.　汗出不煩.　自欲吐.　至五六日自利.　復煩躁.　不得臥寐者死.」

『傷寒論・辨厥陰病脉證』

　「手足厥寒.　脉細欲絶者.　當歸四逆湯主之.」

『金匱要略・臟腑經絡先後病脉證』

　「病人語聲寂然.　喜驚呼者.　骨節間病.　語聲喑喑然不徹者.　心膈間病.　語聲啾啾然細而長者.
　　頭中病.」

『金匱要略・痙濕暍病脉證』

　「太陽病.　發熱.　脉沈而細者.　名曰痙.」

　「太陽中暍.　發熱惡寒.　身重而疼痛.　其脉弦細芤遲.　小便已洒洒然毛聳.　手足逆冷.　小有勞.
　　身即熱.　口前開板齒燥.　若發其汗.　則其惡寒甚.　加温鍼則發熱甚.　數下之則淋甚.」

　「太陽中熱者.　暍是也.　汗出惡寒.　身熱而渴.　白虎加人參湯主之.」

『金匱要略・血痺虛勞病脉證』

　「男子平人.　脉虛弱細微者.　善盜汗也.」

『金匱要略・水氣病脉證』

　「少陽脉卑.　少陰脉細.　男子則小便不利.　婦人則經水不通.　經爲血.　血不利則爲水.
　　名曰血分.」

7-iv　微脈（陰脈）

　『脉経』微脈.　極細而軟.　或欲絶.　若有若無。

　微：極めて細く柔らかく、有るような無いような按ずればなくなる蜘蛛の糸の
様である。

■　『瀕胡脈学』を含めた各家の記述

　▪軽く按じれば即ち現れるが、少し圧を加えると欲絶する場合を微脈と言う。

- 往来が常に有る場合を細脈と言う。
- 気血が僅かであるから脈も微を表す。
- 微脈は久病では虚を表し血弱の病を意味する。
- 陽邪が原因する微脈は悪寒し、陰邪が原因する微脈は発熱する。

　微脈は細・小脈と同様に正邪の気を問わずモノが**虚**している場合で使われる。そして**小脈は陰虚、細脈は陽虚**で用いられるが、**微脈は陰陽の両気がどちらも虚している場合**で使われる。しかし古典中に**微細**は有るが、**微小**は表記されていないことから微は小の意味も含む。即ち陰分である生体の水気が不足した状態を指す字句である。

■ 『傷寒論』分類
1. 正気の原因（陰水の回復）
2. 陽虚の原因
3. 陰虚の原因
4. 元気の虚の原因（陰陽が虚衰し亡陽証を表す）

1　正気の原因（陰水の回復）
　『傷寒論・290条』の浮脈は邪気が駆除される時の様子を表し、微脈は正気が少しずつ回復する時の様子が表現されている条文である。これらから**生体維持に不可欠なモノを主る臓器が邪に侵された場合は、直ぐには回復せず僅かでしか回復しないことがわかる。**つまりこの微脈は陰性のモノが少しずつ回復することを表す。

　245条「脉陽微而汗出少者. 爲自和也.」
　287条「少陰病. 脉緊. 至七八日自下利. 脉暴微. 手足反温. 脉緊反去者.
　　　　　爲欲解也. 雖煩下利.
　　　　　必自愈.」
　290条「少陰中風. 脉陽微陰浮者. 爲欲愈.」
　327条「厥陰中風. 脉微浮爲欲愈.」

2　陽虚の原因
　『傷寒論・27条』は太陽病で表寒に傷られたのであるから本来は緊脈を示すはずだが、発熱悪寒を繰り返しながら表寒が表熱に変わっていく様子が述べられて

いる。この「脈微弱」は虚していく陽気を指している。『傷寒論・38条』は大青龍湯を与えてはいけない場合を述べているが、この「脈微弱」も本来は緊脈だが、気血がどちらも虚して緊脈すら作れないので微脈を表している。これは邪に傷られたにもかかわらず、それにすら抵抗できない**生体の力量不足**を表す。表で陽気が欝滞しても浮而微弦数という脈状を示す事はない。

　　27条「太陽病. 發熱惡寒. 熱多寒少. 脉微弱者. 宜桂枝二越婢一湯.」

　　38条「太陽中風. 脉浮緊. 發熱惡寒. 身疼痛. 不汗出而煩躁者.

　　　　　大青龍湯主之. 若脉微弱. 汗出惡寒者. 不可服之……」

　　139条「太陽病. 二三日. 不能臥. 但欲起. 心窩必結. 脉微弱者.

　　　　　此本有寒分也.」

　　124条「太陽病. 六七日表證仍在. 脉微而沈. 反不結胸. 其人發狂者.

　　　　　以熱在下焦. 以太陽隨經. 瘀熱在裏故也.」

3　陰虚の原因

　『傷寒論』『金匱要略』に灸をしてはいけない条文が述べられているが、それは「灸治により陰気が虚して虚火が発するか、既に虚火が作られている場合はそれ以上火熱を与えてはいけない。」との文意である。この「脈微而数、脈数無力而微弱」は**陰虚有熱を表す脈状**である。

　　114条「微數之脉. 慎不可灸. 因火爲邪.」

4　元気の虚の原因

　『傷寒論・少陰病』の微脈は陰陽両気が虚している状態を超えて**欲絶**の状態で使われている。この元気の虚の原因は四逆湯主治が多く亡陽無脈・亡血の場合で使われているのが多い。つまりこの微脈は**流体させるモノの総量も少なく、動かしていく力もない状態**を表しているので鍼灸の臨床現場で見ることはない。

　　214条「陽明病. 譫語發潮熱. 脉反微濇者. 裏虚也. 爲難治.」

　　281条「少陰之爲病. 脉微細. 但欲寐也.」

　　286条「少陰病. 脉微. 不可發汗. 亡陽故也.」

　　300条「少陰病. 脉微細沈. 但欲臥. 汗出不煩. 自欲吐. 至五六日自利.

　　　　　復煩躁. 不得臥寐者死.」

　　315条「少陰病. 下利脉微者. 與白通湯.」

　　338条「傷寒脉微而厥. 至七八日膚冷. 其人躁無暫安時者. 此爲藏厥.」

343条「傷寒六七日. 脉微. 手足厥冷. 煩躁. 灸厥陰. 厥不還者死.」

385条「惡寒脉微而復利. 利止亡血也. 四逆加人參湯主之.」

389条「既吐且利. 小便復利. 而大汗出. 下利清穀. 内寒外熱. 脉微欲絶者.
　　　四逆湯主之.」

390条「吐已下斷. 汗出而厥. 四肢拘急不解. 脉微欲絶者.
　　　通脉四逆加豬膽湯主之.」

　以上微脈について4つの角度から考察した。このように細・小脈と比較しても群を抜いて良くない状態である。これ故に歴代の医家達も**虚を為す**としか述べていないのは、身体を構成するモノが最も虚している状態だからである。

8　毛脈（陽脈）

　『内経』に「秋に胃気を多く内に含み、僅かに毛脈であれば季節に応じた脈象である。」と述べられ、『素問・経脈別論』に「経脈の精気が肺を介して皮毛に達したモノと、心を介して血脈に達したモノの二つが合わさって気府に入る経緯」が述べられている。これを受けて『難経・四難』は「浮短而渋.」『難経・十五難』は「輕虚以浮. 故曰毛. 秋脉微毛. 爲平. 秋以胃氣爲本.」、『傷寒論・平脈法』は「毛浮.」と述べている。これらから愚考すると二種類の毛脈が考えられる。一つは橈骨動脈の拍動で浮位に触れる軟らかい脈、一つは体表を軽く撫でた時に得られる感触と同じ脈である。更に『素問・経脈別論』に「経脈の精気（胃の気）が正常に映されている限り、皮毛は肺の管理下にあるので肺の脈は毛である。」と述べられている様に、秋は浮脈而毛（赤ちゃんの産毛を軽く撫でた時の感触）が胃の気を含む脈だと思われる。即ち秋にこのような感触の脈を得れば病はない四時の脈である。また毛脈は浮脈の代名詞的に使われることもしばしばある。これから**毛脈は金象の性格を映して水気を含まない様子を表す脈**と考えられ、**有形のモノの影響を受けない、無形のモノの様子を表す脈状**と理解できる。

毛脈抜粋

『素問・平人氣象論』

　「春胃微弦曰平. 弦多胃少曰肝病. 但弦無胃曰死. 胃而有毛曰秋病.
　　秋胃微毛曰平. 毛多胃少曰肺病. 但毛無胃曰死. 毛而有弦曰春病.」

『素問・玉機眞藏論』

「其氣來毛而中央堅. 兩傍虚. 此謂太過. 病在外. 其氣來毛而微. 此謂不及. 病在中.」

『素問・經脈別論』

「毛脈合精.」

『素問・宣明五氣篇』

「五脈應象. 肝脈絃. 心脈鉤. 脾脈代. 肺脈毛. 腎脈石. 是謂五藏之脈.」

『靈枢・邪氣藏府病形篇』

「白者. 其脈毛.」

『難経・十五難』

「春脈弦. 夏脈鉤. 秋脈毛. 冬脈石.」

「弦鉤毛石者. 四時之脈也.」

「秋脈毛者. 肺西方金也. 萬物之所終. 草木華葉. 皆秋而落. 其枝獨在若毫毛也.

故其脈之來. 輕虚以浮. 故曰毛.」

「秋脈微毛. 反者爲病. 何謂反.

然. 氣來實強. 是謂太過. 病在外. 氣來虚微. 是謂不及. 病在内. 其脈來藹藹如車蓋.

按之益大. 曰平. 不上不下. 如循雞羽. 曰病. 按之消索. 如風吹毛. 曰死.

秋脈微毛. 爲平. 毛多胃氣少. 曰病. 但毛無胃氣. 曰死. 秋以胃氣爲本.」

『傷寒論・平脈法』

「肺者金也. 名太陰. 其脈毛浮也. 肺病自得此脈.」

「二月得毛浮脈.」

「二月之時. 脈當濡弱. 反得毛浮者. 故知至秋死.

二月肝用事. 肝屬木. 脈應濡弱. 反得毛浮脈者. 是肺脈也. 肺屬金. 金來剋木.

故知至秋死. 他皆倣此.」

9 長短脈

　長短脈は『内経』と『難経』では意味は同じでも字句の使い方が少し異なっている。

9-i　長脈（陽脈）

■ 素問の解釈

- 『素問・玉機真臟論』に「春の脈は軟弱軽虚而滑. 端直以長」（春はのびやかに動き胃の気が含まれていることを宜しとする）と述べられている様に、成長の伸びやかさを表す脈状で病脈ではない。

- 『素問・脈要精微論』の長脈は、長∩弦（長脈は弦脈を含む）の意味を持た

せて、陽気が化旺する場合と旺気が過ぎて陰気を傷つけた場合の陽気の動きを述べている。つまり動を管理する肝の脈状として位置付けて述べているが、しかし「肝脈が搏堅而長の場合で色が青くなく…」と、例え動きを担う肝であっても陽気の動きが適度を過ぎれば病になることを述べている。

このように長脈は**正常な動きで出現する場合と病的な動きで出現**する２つの場合が述べられ、多くの医家は病的な場合で出現する長脈について述べている。

『瀕湖脈学』は「実．牢．弦．緊は皆長脈を兼ねる。」

『診家正眼』は「長は有余．気逆火盛．」

『診家枢要』は「気血皆有余也．為陽毒内蘊三焦．煩鬱為壮熱．」と述べている。

これらから病的な**長脈は、肝の動きを管理する能力が何かの影響で履行出来なくなった場合に現れる脈**と理解できる。

■ 難経の解釈

『難経・二難』は「一寸九分の枠を超えて寸口部に溢れた場合と至らなかった場合、また尺中部から肘関節に伸びた場合と伸びない場合の太過不及の脈について」述べている。この太過の脈を越人は**「長脈」**として動きが過ぎる激しい脈と理解している。蛇足的に九道脈は一寸九分という**長さの長短**だけではなく、**脈幅の長短**も同時に診るが、これも同様に陽気の動きに注視して立体的に診る方法である。

長脈抜粋

『素問・脈要精微論』

「心脈搏堅而長肺脈搏堅而長．當病唾血心脈搏堅而長．當病舌卷不能言．其耎而散者．

當消環自已．

肺脈搏堅而長．當病唾血．其耎而散者．當病灌汗．至今不復散發也．

肝脈搏堅而長．色不青．當病墜若搏．因血在脇下．令人喘逆．其耎而散．色澤者．

當病溢飲．溢飲者．渇暴多飲．而易入肌皮腸胃之外也．」

「胃脈搏堅而長．其色赤．當病折髀．其耎而散者．當病食痺．

脾脈搏堅而長．其色黄．當病少氣．其耎而散．色不澤者．當病足䯒腫．若水状也．

腎脈搏堅而長．其色黄而赤者．當病折腰．其耎而散者．當病少血．至今不復也．」

『素問・五藏生成論』

「青脉之至也．長而左右彈．有積氣在心窩支胠．名曰肝痺．」

『素問・平人氣象論』

「寸口脉. 中手長者. 曰足脛痛.」

「太陽脉至. 洪大以長. 少陽脉至. 乍數乍疏. 乍短乍長. 陽明脉至. 浮大而短.」

『素問・玉機眞藏論』

「春脉者肝也. 東方木也. 萬物之所以始生也. 故其氣來耎弱. 輕虛而滑. 端直以長. 故曰弦.
反此者病.」

『素問・至眞要大論』

「太陽之至. 大而長.」

『靈枢・五色篇』

「其脉滑大以代而長者. 病從外來. 目有所見. 志有所惡. 此陽氣之并也. 可變而已.」

『難経・四難』

「腎肝俱沈. 何以別之.

　　然. 牢而長者. 肝也. 按之濡. 擧指來實者. 腎也.

　　　　浮者陽也. 滑者陽也. 長者陽也. 沈者陰也. 短者陰也. 濇者陰也.

　　　　所謂一陰一陽者. 謂脉來沈而滑也.

　　　　　　一陰二陽者. 謂脉沈滑而長也.

　　　　　　一陰三陽者. 謂脉來浮滑而長. 時一沈也.

　　　　所言一陽一陰者. 謂脉來浮而濇也.

　　　　　　一陽二者　. 謂脉來長而沈濇也.

　　　　　　一陽三陰者. 謂脉來沈濇而短. 時一浮也. 各以其經所在. 名病逆順也.」

『難経・七難』

「少陽之至. 乍小乍大. 乍短乍長.

　　陽明之至. 浮大而短.

　　太陽之至. 洪大而長.

　　太陰之至. 緊大而長.

　　少陰之至. 緊細而微.

　　厥陰之至. 沈短而敦. 此六者. 是平脉邪. 將病脉耶.」

『難経・十五難』

「春脉弦者. 肝東方木也. 萬物始生. 未有枝葉. 故其脉之來. 濡弱而長. 故曰弦.」

『難経・十七難』

「診病. 若閉目不欲見人者. 脉當得肝脉. 強急而長. 而反得肺脉. 浮短而濇者. 死也.」

『難経・二十難』

「脉雖時浮滑而長. 此謂陰中伏陽也.」

『傷寒論・平脉法』

「肝者木也. 名厥陰. 其脉微弦濡弱而長. 是肝脉也.」

「心者火也. 名少陰. 其脉洪大而長. 是心脉也.」

「尺寸俱長者. 陽明受病也. 當二三日發. 以其脉夾鼻絡於目. 故身熱目疼. 鼻乾不得臥.」

『傷寒論・辨太陰病脈證』

「太陰中風. 四肢煩疼. 陽微陰濇而長者. 爲欲愈.」

9-ⅱ　短脈（陰脈）

- 『難経』は長脈とは対象的に**動きが足りない**と理解しているが、『内経』は短脈に**陰血不足**という意味も持たせている。
- 『素問・脈要精微論』にある「夫脈者. 血之腑也. 長則気治. 短則気病.」（長脈は気血が伸びやかに動くので治るが、脈短は気血不足を表すので数脈を兼ねると病は悪化する）の短脈は**気血不足**を表す。
- 『素問・玉版要論』にある「脈短気絶死.」（気血の脈が虚して息気が絶した場合は死ぬ）の短脈は**呼吸の深さ**を表す。
- 『素問・平人気象論』にある「寸口脈. 中手短者. 日頭痛.」（狭義の寸口部で呼吸が浅く短かければ陽気が至らず頭痛が発する）の短脈は呼吸が浅くO_2が不足して**陽気が動けない**ことを表す。これらから
- **長脈は肝の動きを管理する能力が何かの影響で履行出来なくなった場合に現れる脈。**
- **短脈は金象が担う呼吸に原因を求めて動けない場合を表す脈**と理解した。

また長短の両脈を木象と金象の相剋に、浮沈の両脈を火象と水象の相剋に配当させると、浮沈長短の四脈は四季四象を表す脈である。『難経』の著者・越人が六祖脈に浮沈長短を配当した意図が理解出来る。

短脉抜粋

『素問・玉版論要篇』

「脉短氣絶. 死.」

『素問・脉要精微論』

「夫脉者. 血之府也. 長則氣治. 短則氣病.」

『素問・平人氣象論』

「寸口之脉. 中手短者. 日頭痛.」

「太陽脉至. 洪大以長.

少陽脉至. 乍數乍疏. 乍短乍長.

陽明脉至. 浮大而短.」

『素問・至眞要大論』

「厥陰之至. 其脉弦.

少陰之至.　其脉鉤.

太陰之至.　其脉沈.

少陽之至.　大而浮.

陽明之至.　短而濇

太陽之至.　大而長.」

『難経・四難』

「浮而短濇者.　肺也.

浮者陽也.　滑者陽也.　長者陽也.　沈者陰也.　短者陰也.　濇者陰也.

所謂一陰一陽者.　謂脉來沈而滑.

一陰二陽者.　謂脉來沈滑而長也.

一陰三陽者.　謂脉來浮滑而長.　時一沈也.

所言一陽一陰者.　謂脉來浮而濇也.

一陽二陰者.　謂脉來長而沈濇也.

一陽三陰者.　謂脉來沈濇而短.　時一浮也.」

『難経・七難』

「陽明之至.　浮大而短.

太陽之至.　洪大而長.

太陰之至.　緊大而長.

少陰之至.　緊細而微.

厥陰之至.　沈短而敦.」

『難経・十三難』

「五藏有五色.　皆見於面.　亦當與寸口尺内相應.

假令色青.　其脉當弦而急.

色赤.　其脉浮大而散.

色黄.　其脉中緩而大.

色白.　其脉浮濇而短.

色黒.　其脉沈濡而滑.　此所謂五色之與脉.　當參相應也.

假令色青.　其脉浮濇而短.　若大而緩.　爲相勝.　浮大而散.　若小而滑.　爲相生也.」

『難経・十七難』

「診病.　若閉目不欲見人者.　脉當得肝脉.　強急而長.　而反得肺脉.　浮短而濇者.　死也.」

『難経・二十難』

「脉雖時沈濇而短.　此謂陽中伏陰也.」

『傷寒論・辨陽明病脉證』

「夫實則讝語.　虛則鄭聲.　鄭聲者.　重語也.　直視讝語.　喘滿者死.　下利者亦死.　發汗多.
若重發汗者.　亡其陽.　讝語.　脉短者死.　脉自和者不死.」

『傷寒論・辨發汗後病脉證』

「陽明病. 本自汗出. 醫更重發汗. 病已差. 尚微煩不了了者. 必大便鞕故也. 以亡津液.
　胃中乾燥. 故令大便鞕. 當問小便已幾行.
　若本小便已三四行. 今日再行. 知大便不久出.
　今爲小便數少. 以津液當還入胃中. 故知不久必大便也. 發汗多. 若重發汗者. 亡其陽.
　讝語. 脉短者死. 脉自和者. 不死.」

10　弦脈（陽中陰）

『脈経』弦脈. 挙之無有. 按之如弓弦状。
弦：張る弓を按じる様である。

■ 季節脈の原因

　『難経』に「春脉弦. 夏脉鉤. 秋脉毛. 冬脉石.」と述べられている様に、春は東方で発揚発生する方位で、太陽が昇る朝に配当され万物が生い茂り揚々として躍動を感じる季節の如く、**木象**は上方外方に向かい成長することを担う。その発揚を生体で担うのが肝臓で、金象の制約を受けながら下焦に位置し上方にモノを押し上げて交流する。この木象が旺気する成長時は脈管も長く伸びて少し堅く緊張する。これは（中空のチューブを伸ばした時にその力に応じ堅く緊張するように）感じる事で例えられる。つまり成長する過程で脈管が堅く緊張するのは自然である。『難経・十五難』に「濡弱而長. 故曰弦. 春脉弦.」『素問・平人気象論』に「春胃微弦曰平.」と述べられている。これは成長に応じ中焦で作られる水穀の精と上焦が行なう呼吸が正常に行なわれ、形の有無を問わず胃の気として脈管に供給されている場合である。このようにバックアップが充分である時に少し緊張感を有しながら春季に成長していく様子を表す脈状を弦脈と言う。

■ 胃気を傷る場合

　生体は胃気がなければ死滅する。張景岳はその胃気を損なう原因の多くが『難経・五十難』の土象に対して**賊邪を為す木象**と解釈し、『景岳全書』で「木象を表す弦脈は生体の胃の気（土気）を損なう脈状」と述べている。また『傷寒論・平脈法』には残賊として「弦緊浮滑沈渋」の脈状を挙げ、しかも「弦脈」を冒頭にして「作病也」と述べているのは、この弦脈も土象に対しての賊邪との見解からだと思われる。

第一章

脈法愚解

『傷寒論・太陽病』には弦脈を記載した条文はないが、しかし『傷寒論・太陰病』で血の動きが何かの理由で過旺や不足した場合の細かい事例を繰り返し述べていることから、弦脈は**陰の血と水が病的な動き方をしたかを表す脈状、即ち弦脈は血の動きを診る脈状**と理解出来る。張景岳が『脈神章』で述べているのもこれらを踏まえ**血を担う心＝神**の論点からと思われる。

- 『傷寒論・265 条』は、**傷寒により陽気不足で血が通常に動かず頭痛発熱する。**弦に細脈を兼ねる木象で陽気が不足した場合を述べている。
- 『傷寒論・324 条』は、**少陰病脈が流体を作れずしかも血が通常の動きをしなくなった。**弦に遅脈を兼ねる上下の交流が為されず、しかも中焦にモノがない場合を述べている。

このように**弦脈は陰である血と水が病的な動き方をした場合に現れる脈。即ち血の動きを診る脈**である。治病で弦脈を診る場合に、弦脈は土気を損なう賊邪であると考えて瀉法や瀉血を行なえば、激しい眩暈、厥冷、失神等の木象の症状が出現する。これは何かの原因で緊張し何とか生体を維持しようとしている状態である。弦脈があるからと直接木象に触れて良い場合と悪い場合があるが、多くは相剋に原因があるので、その経の原穴に触れて脈の変化で確認すればよい。

弦脈抜粋

『素問・平人氣象論』

「春胃微弦曰平. 弦多胃少曰肝病. 但弦無胃曰死.
秋胃微毛曰平. 毛多胃少曰肺病. 但毛無胃曰死.
毛而有弦曰春病. 弦甚曰今病. 死肝脉. 來急益勁. 如新張弓弦. 曰肝死. 」

『素問・玉機眞藏論』

「帝曰. 春脉如弦. 何如而弦.
岐伯曰. 春脉者肝也. 東方木也. 萬物之所以始生也. 故其氣來耎弱. 輕虛而滑. 端直以長.
故曰弦. 眞肝脉至. 中外急. 如循刀刃責責然. 如按琴瑟弦. 」

『素問・至眞要大論』

「厥陰之至. 其脉弦. 脉要曰. 春不沈. 夏不弦. 冬不濇. 秋不數. 是謂四塞. 沈甚曰病.
弦甚曰病. 濇甚曰病. 數甚曰病. 參見曰病. 復見曰病. 未去而去曰病. 去而不去曰病.
反者死. 」

『素問・示從容論』

「於此有人. 頭痛筋攣骨重. 怯然少氣. 噦噫腹滿. 時驚不嗜臥. 此何藏之發也. 脉浮而弦.
切之石堅. 不知其解. 夫浮而弦者. 是腎不足也. 」

『素問・陰陽類論』

「所謂三陽者. 太陽爲經. 三陽脉至手太陰. 弦浮而不沈. 決以度. 察以心. 合之陰陽之論.

所謂二陽者. 陽明也. 至手太陰. 弦而沈急不鼓. 炅至以病. 皆死.

一陽者. 少陽也. 至手太陰. 上連人迎. 弦急懸不絶. 此少陽之病也. 專陰則死.」

『霊枢・衞氣失常篇』

「診視其脉. 大而弦急. 及絶不至者. 及腹皮急甚者. 不可刺也.」

『難経・十三難』

「五藏有五色. 皆見於面. 亦當與寸口尺内相應. 假令色青. 其脉當弦而急.」

『難経・十五難』

「春脉弦. 夏脉鉤. 秋脉毛. 冬脉石.

弦鉤毛石者. 四時之脉也. 春脉弦者. 肝東方木也. 萬物始生. 未有枝葉. 故其脉之來.

濡弱而長. 故曰弦. 春脉弦. 反者爲病.」

『難経・四十九難』

「假令心病. 何以知中風得之. 然. 其色當赤. 何以言之.

肝主色. 自入爲青. 入心爲赤. 入脾爲黄. 入肺爲白. 入腎爲黒.

肝爲心邪. 故知當赤色也. 其病身熱. 脇下滿痛. 其脉浮大而弦.」

『傷寒論・辨脉法』

「凡脉大浮數. 動滑. 此名陽也. 脉沈濇弱弦微. 此名陰也. 凡陰病見陽脉者生.

陽病見陰脉者死.

脉浮而緊者. 名曰弦也. 弦者. 狀如弓弦. 按之不移也. 脉弦而大. 弦則爲減. 大則爲芤.

減則爲寒.

若脉浮大者. 氣實血虚也. 今趺陽脉浮而濇. 故知脾氣不足. 胃氣虚也. 以少陰脉弦.

而浮一云沈. 纔見. 此爲調脉. 故稱如經也.」

『傷寒論・平脉法』

「春弦秋浮. 冬沈夏洪. 腎沈心洪. 肺浮肝弦. 風則浮虚. 寒則牢堅. 沈潜水滀. 支飲急弦.

動則爲痛. 數則熱煩. 脉有弦緊浮滑沈濇. 此六脉名曰殘賊. 能爲諸脉作病也.

肝者木也. 名厥陰. 其脉微弦濡弱而長. 是肝脉也. 肝病自得濡弱者. 愈也.

假令得純弦脉者死. 何以知之. 以其脉如弦直. 此是肝藏傷. 故知死也.」

『傷寒論・辨太陽病脉證』

「尺寸俱弦者. 少陽受病也. 當三四日發. 以其脉循脇絡於耳. 故胸脇痛而耳聾.

此三經皆受病. 未入於府者. 可汗而已.」

「陽脉濡弱. 陰脉弦緊者. 更遇温氣. 變爲温疫. 一本作瘧以此冬傷於寒. 發爲温病.」

「太陽中暍者. 發熱惡寒. 身重而疼痛. 其脉弦細芤遲.」

『傷寒論・辨太陽病脉證』

「傷寒陽脉濇. 陰脉弦. 法當腹中急痛. 先與小建中湯. 不差者. 小柴胡湯主之.」

「形作傷寒. 其脉不弦緊而弱. 弱者必渇. 被火必讝語. 弱者發熱脉浮. 解之當汗出愈.」

『傷寒論・辨太陽病脉證』

「脉弦者．必兩脇拘急．」

「太陽與少陽併病．頭項強痛．或眩冒．時如結胸．心窩痞鞕者．當刺大椎第一間．肺兪肝兪．
慎不可發汗．發汗則讝語脉弦．五日讝語不止．當刺期門．」

『傷寒論・辨陽明病脉證』

「陽明中風．脉弦浮大．短氣腹滿．脇下及心痛．鼻乾不得汗．嗜臥．身黃小便難．潮熱而噦．
與小柴胡湯．」

「傷寒若吐若下後不解．不大便五六日．上至十餘日．日晡所發潮熱．不惡寒．獨語如見鬼状．
若劇者．發則不識人．循衣摸牀．惕而不安．一云．順衣妄撮．怵惕不安．微喘直視．
脉弦者生．濇者死．微者．但發熱讝語者．大承氣湯主之．若一服利．則止後服．」

「陽明中風．脉弦浮大．而短氣．腹都滿．脇下及心痛．久按之氣不通．鼻乾不得汗．嗜臥．
一身及目悉黃．小便難．有潮熱．時時噦．耳前後腫．刺之小差．外不解．病過十日．
脉續浮者．與小柴胡湯．」

『傷寒論・辨少陽病脉證』

「傷寒．脉弦細．頭痛發熱者．屬少陽．」

『辨少陰病脉證』

「少陰病．食入則吐．心中溫溫欲吐．手足寒．脉弦遲．當溫之．宜四逆湯．」

「少陰病．飲食入口則吐．心中溫溫欲吐．復不能吐．始得之．手足寒．脉弦遲者．此胸中實．
不可下也．當吐之．若膈上有寒飲．乾嘔者．不可吐也．當溫之．宜四逆湯．」

『傷寒論・辨厥陰病脉證治』

「下利脉沈弦者．下重也．」

『金匱要略・辨不可發汗病脉證』

「諸脉得數動微弱者．不可發汗．發汗則大便難．腹中乾．一云．小便難．胞中乾．胃躁而煩．
其形相象．根本異源．脉濡而弱．弱反在關．濡反在巔．弦反在上．微反在下．弦爲陽運．
微爲陰寒．上實下虛．意欲得溫．微弦爲虛．不可發汗．發汗則寒慄．不能自還．」

「傷寒脉弦細．頭痛發熱者．屬少陽．少陽不可發汗．」

『傷寒論・辨可發汗病脉證』

「陽明中風．脉弦浮大．短氣腹滿．脇下及心痛．鼻乾不得汗．嗜臥．身黃．小便難．潮熱．
外不解．過十日．脉浮者．與小柴胡湯．脉但浮．無餘證者．與麻黃湯．」

「傷寒其脉不弦緊而弱．弱者必渴．被火必讝語．弱者發熱脉浮．解之當汗出愈．」

「陽明中風．脉弦浮大而短氣．腹都滿．脇下及心痛．久按之氣不通．鼻乾不得汗．嗜臥．
一身及目悉黃．小便難．有潮熱．時時噦．耳前後腫．刺之小差．外不解．過十日．
脉續浮者．與小柴胡湯．脉但浮．無餘證者．與麻黃湯．」

『金匱要略・辨不可吐證』

「少陰病．飲食入口則吐．心中溫溫．欲吐復不能吐．始得之．手足寒．脉弦遲者．此胸中實．
不可下也．若膈上有寒飲乾嘔者．不可吐也．當溫之．諸四逆厥者．不可吐之．虛家亦然．」

『傷寒論・辨不可下病脉證』

「脉濡而弱. 弱反在關. 濡反在巔. 弦反在上. 微反在下. 弦爲陽運. 微爲陰寒. 上實下虛.
意欲得温. 微弦爲虛. 虛者不可下也. 微則爲欬. 欬則吐涎.」

「少陰病. 飲食入口則吐. 心中温温. 欲吐復不能吐. 始得之. 手足寒. 脉弦遲者. 此胸中實.
不可下也.」

『傷寒論・辨可下病脉證』

「脉雙弦而遲者. 心窩鞕. 脉大而緊者. 陽中有陰也. 可下之. 宜大承氣湯.」

『金匱要略・辨發汗吐下後病脉證』

「太陽病. 下之. 其脉促一作縱. 不結胸者. 此爲欲解也. 脉浮者. 必結胸. 脉緊者. 必咽痛.
脉弦者. 必兩脇拘急. 脉細數者. 頭痛未止. 脉沈緊者. 必欲嘔. 脉沈滑者. 恊熱利.
脉浮滑者. 必下血.」

「傷寒若吐若下後. 不解. 不大便五六日. 上至十餘日. 日晡所發潮熱. 不惡寒.
獨語如見鬼狀. 若劇者. 發則不識人. 循衣摸床. 惕而不安一云. 順衣妄撮. 怵惕不安.
微喘直視. 脉弦者生. 濇者死. 微者但發熱讝語者. 屬大承氣湯.」

『金匱要略・痙濕暍病脉證』

「反伏弦者痙. 夫痙脉. 按之緊如弦. 直上下行. 一作築築而弦. 脉経云. 痙家其脉伏堅.
直上下.」

「太陽中暍. 發熱惡寒. 身重而疼痛. 其脉弦細芤遲. 小便已洒洒然毛聳. 手足逆冷. 小有勞.
身即熱. 口前開板齒燥. 若發其汗. 則其惡寒甚. 加温鍼則發熱甚. 數下之則淋甚.」

『金匱要略・瘧病脉證』

「瘧脉自弦. 弦數者多熱. 弦遲者多寒. 弦小緊者下之差. 弦遲者可温之.
弦緊者可發汗鍼灸也. 浮大者可吐之. 弦數者風發也. 以飲食消息止之.」

『金匱要略・血痺虛勞病脉證』

「夫男子平人脉大爲勞. 極虛亦爲勞. 男子面色薄者. 主渴及亡血. 卒喘悸脉浮者. 裏虛也.
男子脉虛沈弦. 無寒熱. 短氣裏急. 小便不利. 面色白. 時目瞑. 兼衄. 少腹滿.
此爲勞使之然. 勞之爲病. 其脉浮大. 手足煩. 春夏劇. 秋冬瘥. 陰寒精自出.
酸削不能行. 男子脉浮弱而濇. 爲無子. 精氣清冷. 一作冷夫失精家. 少腹弦急. 陰頭寒.
目眩.
一作目眶痛髮落. 脉極虛芤遲. 爲清穀亡血失精. 脉得諸芤動微緊. 男子失精. 女子夢交.
桂枝龍骨牡蠣湯主之.」

「男子平人. 脉虛弱細微者. 善盜汗也. 人年五六十其病脉大者. 痺俠背行.
苦腸鳴馬刀俠癭者. 皆爲勞得之. 脉沈小遲名脫氣. 其人疾行則喘喝. 手足逆寒.
腹滿甚則溏泄. 食不消化也. 脉弦而大. 弦則爲減. 大則爲芤. 減則爲寒. 芤則爲虛.
虛寒相搏. 此名爲革. 婦人則半産漏下. 男子則亡血失精.」

『金匱要略・胸痺心痛短氣病脉證』

「夫脉當取太過不及. 陽微陰弦. 即胸痺而痛. 所以然者. 責其極虛也. 今陽虛. 知在上焦.
所以胸痺心痛者. 以其陰弦故也.」

11　緩脈（陰脈）

『脈経』緩脈. 去来亦遅. 小于遅。

緩：往来遅小であるが、遅よりも少し早い。

字源で「緩は糸をほどく」とあり、寛の意を表し急と対を為して「しまらない」「たるむ」「おそい」「ゆったり」等の語彙を有す。古典では２つの解釈をしている。一つ目は闘病後に緊張が解けてゆったりとして気持ち良く少しの苦痛不安がない脈状を表す場合。二つ目は生きるのに必要な最低限の緊張もなく病的に弛緩している場合を表す脈状である。

■ 胃の気が満ちている場合

緩脈は無病で陰陽の昇降に滞りがなく四象に胃を介して作られるモノが行き渡っている場合や、闘病時に於ける抗邪の緊張から開放され、精神と肉体が緩んだ時に現れる正気の回復期に見る脈であるから「脈緩者為欲癒也.」と述べられている。そして

- 『素問・玉機真蔵論』には「脾臓は土象を為して四傍を灌漑する孤臓であり、病がなく正常な場合はその状態を窺い知ることが出来ないが、病で邪気に侵されている者はその状態を窺うことが出来る。これ故に緩脈単独の主持病というのはなく、他の四臓に邪気が侵入し土象の援軍が必要な場合にのみ緩脈が現れる。」と述べられている。
- 『金匱玉函経』には「緩脈の卦は坤で四季に有り、人では脾に有る。陽寸・陰尺上下同等で、浮大而軟偏勝がなければ平脈であるが、偏勝があれば病である。緩脈で均しく和し不浮、不沈、不疾、不徐、不微、不弱の場合は胃の気がある。」と述べられている。

■ 邪気が満ちている場合

社会的に全く緊張感なく生きていくことは出来ないし、成長するにも緩んだ状態では二足歩行も身体が伸びることもない。人が生きるとは緊張することである。そしてその適度な緊張を維持して過度にならない様に緩めることが治療である。しかし古典には「脈緩は精神や肉体の緊張感が失われた状態を指して皮膚が緩む。」とある。これは土象が甘味により緩むと相生の金象も緩み、腠理で邪気を処理出来なくなる事を述べている。また「脈診で往来が緩であれば時に止まる。

それを結と言う。」ともある。これは心拍動の緊張感が失われて緩み、脈管や流体も緩んで脈鼓動を伝えられない不整脈が出る事を述べている。このように病的な緩脈は**生体を維持自立させる為の緊張感が失われた場合に現れる脈状**である。

緩脈抜粋

『素問・平人氣象論』

　「緩而滑. 曰熱中.」

　「尺脉緩濇. 謂之解㑊.」

『素問・通評虛實論』

　「經絡皆實. 是寸脉急而尺緩也. 皆當治之.」

　「喘鳴肩息者. 脉實大也. 緩則生. 急則死.」

『素問・刺瘧論』

　「瘧脉緩大虛. 便宜用藥. 不宜用鍼.」

『素問・大奇論』

　「肝脉小緩. 爲腸澼. 易治.」

『霊枢・邪氣藏府病形篇』

　「脉緩者. 尺之皮膚亦緩.」

　「心脉……緩甚. 爲狂笑. 微緩. 爲伏梁在心窩. 上下行. 時唾血.」

　「肺脉……緩甚. 爲多汗. 微緩. 爲痿瘻. 偏風頭以下汗出不可止.」

　「肝脉……緩甚. 爲善嘔. 微緩. 爲水瘕痺也.」

　「脾脉……緩甚. 爲痿厥. 微緩. 爲風痿. 四肢不用. 心慧然若無病.」

　「腎脉……緩甚. 爲折脊. 微緩. 爲洞. 洞者. 食不化. 下嗌還出.」

　「諸急者. 多寒. 緩者. 多熱.

　　刺緩者. 淺内而疾發鍼. 以去其熱.」

『霊枢・本藏篇』

　「皮緩者. 脉緩. 脉緩者. 小腸大而長.」

『難経・十難』

　「心脉緩甚者. 脾邪干心也.」

『難経・十三難』

　「色黄. 其脉中緩而大.

　　脉緩. 尺之皮膚亦緩.

　　假令色青. 其脉浮濇而短. 若大而緩. 爲相勝.」

『難経・四十九難』

　「自入爲甘. 故知脾邪入心. 爲喜苦味也. 其病身熱. 而體重嗜臥. 四肢不收. 其脉浮大而緩.」

　　『傷寒論・辨脉法』

　　「陽脉浮大而濡.

陰脉浮大而濡.

　陰脉與陽脉同等者. 名曰緩也.」

「肺者金也. 名太陰也. 其脉毛浮也. 肺病自得此脉. 若得緩遲者皆愈. 衞氣和. 名曰緩.

　緩者. 四肢不能自收.」

「緩遲相搏. 名曰沈. 沈者. 腰中直. 腹内急痛. 但欲臥. 不欲行.」

「寸口脉緩而遲. 緩則陽氣長. 其色鮮. 其顏光. 其聲商. 毛髮長.」

「寸口脉弱而緩. 弱者陽氣不足. 緩者胃氣有餘.」

「寸口脉微而緩. 微者衞氣疏. 疏則其膚空. 緩者胃氣實.」

『傷寒論・辨太陽病脉證』

「尺寸俱微緩者. 厥陰受病也.」

『金匱要略・辨痓濕暍脉證』

「太陽病. 關節疼痛而煩. 脉沈而細一作緩者. 此名濕痺.」

「太陽病. 發熱汗出. 惡風脉緩者. 名爲中風.」

「太陽病. 得之八九日. 如瘧状發熱惡寒. 熱多寒少. 其人不嘔. 清便欲自可. 一日二三度發.

　脉微緩者. 爲欲愈也.」

『傷寒論・辨太陽病脉證』

「傷寒脉浮緩. 身不疼. 但重乍有輕時. 無少陰證. 大青龍湯發之.」

『傷寒論・辨太陽病脉證』

「脉按之來緩. 時一止復來者. 名曰結.」

『傷寒論・辨陽明病脉證』

「傷寒脉浮而緩. 手足自温者. 是爲繋在太陰.」

「太陽病. 寸緩關浮尺弱. 其人發熱汗出. 復惡寒. 不嘔. 但心窩痞者. 此以醫下之也.」

『傷寒論・辨太陰病脉證』

「傷寒脉浮而緩. 手足自温者. 繋在太陰. 太陰當發身黄. 若小便自利者. 不能發黄.」

『傷寒論・辨可發汗病脉證』

「寸口脉浮而緩. 浮則爲風. 緩則爲痺. 痺非中風.」

12　滑脈（陽中陰）

『脈経』滑脈. 往来前却流利. 展転替替然. 与数相似。

滑：往来円滑にして滞らず、浮中に有力とする。

　字源から滑は「遮るモノがなく滑らかに流れる様子」と「うかれる」の2つの意味がある。

　『素問・診要終経論』に「滑者. 陰気有余. 故多汗身寒.」

　『傷寒論』に「陰陽和合. 故令脈滑. 関尺自平. 此言無病滑脈也.」

『瀕胡脈学』に「夫血盛則脈滑．故腎脈宜之．」

『脈訣匯辯』に「滑脈陰気有余一語．」

『診家正眼』に「滑脈為陽多痰液．」

『医学入門』に「滑脈為実為停痰．」

『四言挙要』に「滑脈主痰．」「滑脈為陽元気衰．痰生百病食火．」

等滑脈について各書で述べられている。

■ 胃気の様子を表す場合

　『素問・玉機真蔵論』に「脈弱以滑是有胃之気．」と述べられている。これより張景岳は「胃気が四傍を満たしている平人の脈は**弱以滑**で治療により目指すべき脈状」として胃気の重要性を述べている。この脈象は生体の水気に偏りや滞りがなく一定の規律で流転している状態、即ち呼吸も血中濃度も全て負荷がかかっていない状態を指し、道家の「無為自然」でのみ見ることが出来る脈状である。滑脈はモノが流れる様子を表す語彙である。

■ モノの動きを表す場合

　生理学で渦のある流れを**渦流**または**乱流**と言い、渦のない流れを**層流**と言う。この渦は流体の慣性力と粘性力との比率がある値を超えた場合で生じる。つまり血管の太さ・血流の速さ・血液の密度（基準枠に於ける細胞成分の密度）を掛け合わせた数字を、粘性率（血液の粘度、血液が血管内を流体する時に生じる摩擦）で割ったレイノルズ数で表され、分子の数字が大きくなれば渦流が出来る。特に上行大動脈のように血液の流れが速く、内径も太い場合に渦流が認められる。**即ち渦流は血管の太さ、血流の速さ、血流の密度の3条件により作られるのである。**（生理学抜粋）

　この生理と血盛則脈滑との文意を合わせて考察すると、動脈拍動部の脈診で指頭感覚がコロコロと玉を転がす様に感じる滑脈は、分子の三要素の数字が大きくなっても渦流が認められ**血盛**になる。

- **血管の太さ**である。生理学で渦流が作られる血管は、最も太いとされる上行大動脈の直径2〜3.2cmで、これ以下の細い血管では渦流は作られないとされているので、正常時の太さの影響は先ずありえないと考えてよいが、しかし細い血管で**急に太くさせられた場合**は渦流が作られる要素の一つになる。

- **血流の速さ**である。血管内容物が熱を帯びて脈管の内径が弛緩して物理的に

第一章

脈法愚解

75

拡がって流体速度が速くなる場合と、肺気の収斂が正常に作用せず脈管が弛緩する場合が考えられる。『脈経』基準では正常な速さを一息五至と定めているが、滑脈を**血中のモノの動き方が盛んになった脈**と愚考すれば、病的な数脈ではないが**速く感じる**脈程度に認識する要素にはなる。歴代の医家が「滑脈は数脈と同じではない。」と述べているように混同し易い脈状である。

- **血液の密度**である。東洋医学ではこの密度を陰的な密度と陽的な密度の両面から解釈している。

> **陰的密度**：陰的に解釈すると一定の基準枠内による血液成分の総量で、実際は細胞成分の赤血球、白血球の増加、血漿成分中の有機質である蛋白質や糖質の増加である。臨床で糖尿病や膠原病の方の脈に滑脈が多く見かけるのはこの為である。

> **陽的密度**：陽的に解釈すると細胞成分の動きが活発になる事である。つまり血中の各細胞が熱を帯びて血管内で動きが盛んになった状態と理解する。

　これらの事から滑脈は血管内径が弛緩拡張し流速も少し速くなる場合に作られる。そして陽中の陰脈で分けられるのは、**血液中の陰性のモノである水、血の動きを診る脈**だからである。

■ 三部に於ける滑脈の解釈

- 寸口部の滑脈は、上焦が陽邪の侵襲を受けて一時的に血の動きが速くなって代謝速度が激しくなっても、それに呼応する水気が過剰にあり空間が乾く事はなく逆に痰飲を形成する場合や、相火が高ぶって上焦にモノが迫り嘔逆を引き起こす場合等で見る。但しそれらは滑脈に原因するモノの質や量に応じた脈を兼ねる。

- 関上部の滑脈は、中焦に食事や飲水等で一時的にモノが多量に入り代謝の必要性が増して血の動きが激しくなった場合で見る。

- 尺中部の滑脈は、下焦に侵入した陰邪に対し相対的に虚火が過旺して血の動きが激しくなった場合で見る。

滑脈抜粋

『素問・陰陽應象大論』

　「按尺寸. 觀浮沈滑濇. 而知病所生以治.」

『素問・五藏生成論』

滑脈との兼脈表

	脈経	四言挙要	診家枢要	千金方	景岳全書	診家正眼
浮	宿食	中痰		宿食		風痰
沈	下重			胸中有水気		痰食
数	心窩結熱	熱、腸痛	結熱	心窩結熱	痰火	痰火
実			左寸驚舌強右関胃熱			
緊	吐逆			吐逆		
弦		頭痛痰飲			陰虛瀉利	
緩		内熱厥痰		熱中		

「夫脉之小大滑濇浮沈. 可以指別. 五藏之象. 可以類推.」

『素問・脉要精微論』

「濇者陽氣有餘也.」

「滑者陰氣有餘也.」

「陽氣有餘. 爲身熱無汗.

陰氣有餘. 爲多汗身寒.

陰陽有餘. 則無汗而寒. 推而外之. 内而不外.」

『素問・平人氣象論』

「人一呼脉一動. 一吸脉一動. 曰少氣.

人一呼脉三動. 一吸脉三動而躁. 尺熱. 曰病温. 尺不熱. 脉滑曰病風. 脉濇曰痺.

人一呼脉四動以上曰死. 脉絶不至曰死. 乍疏乍數曰死.」

「平人之常氣稟於胃. 胃者. 平人之常氣也.」

「脉盛滑堅者. 曰病在外. 脉小實而堅者. 病在内.」

「脉滑浮而疾者. 謂之新病.」

「脉滑曰風. 緩而滑. 曰熱中.」

「尺濇脉滑. 謂之多汗.」

「春以胃氣爲本. 病肝脉. 來盈實而滑. 如循長竿. 曰肝病.」

『素問・玉機眞藏論』

「春脉者肝也. 東方木也. 萬物之所以始生也. 故其氣來耎弱. 輕虛而滑. 端直以長. 故曰弦.

脉弱以滑. 是有胃氣.」

第一章

脈法愚解

『素問・經脉別論』

「象一陽也. 一陽藏者. 滑而不實也.」

『素問・通評虛實論』

「經絡皆實. 是寸脉急而尺緩也. 皆當治之. 故曰. 滑則從. 濇則逆也.」

「脉虛者. 不象陰也. 如此者. 滑則生. 濇則死也.」

「帝曰. 寒氣暴上. 脉滿而實. 何如.

岐伯曰. 實而滑則生. 實而逆則死.」

「帝曰. 腸澼下膿血. 何如.

岐伯曰. 脉懸絶則死. 滑大則生.」

「帝曰. 腸澼之屬. 身不熱. 脉不懸絶. 何如.

岐伯曰. 滑大者曰生.」

「帝曰. 癲疾何如.

岐伯曰. 脉搏大滑. 久自已. 脉小堅急. 死不治.」

『素問・大奇論』

「心脉搏滑急. 爲心疝.」

「脉至如丸. 滑不直手. 不直手者. 按之不可得也. 是大腸氣予不足也. 棗葉生而死.」

『靈枢・邪氣藏府病形篇』

「滑者. 陽氣盛. 微有熱.」

「刺滑者. 疾發鍼而淺内之. 以寫其陽氣. 而去其熱.」

『靈枢・四時氣篇』

「以視其脉. 堅且盛且滑者. 病日進. 脉軟者. 病將下.」

『靈枢・五色篇』

「其脉口. 滑小緊以沈者. 病益甚在中.

人迎氣. 大緊以浮者. 其病益甚在外.

其脉口浮滑者. 病日進.

人迎沈而滑者. 病日損.

其脉口滑以沈者. 病日進在内.

其人迎脉滑盛以浮者. 其病日進在外.

其脉滑大以代而長者. 病從外來.」

『靈枢・邪客篇』

「必先明知十二經脉之本末. 皮膚之寒熱. 脉之盛衰滑濇. 其脉滑而盛者. 病日進. 虛而細者.

久以持.」

『靈枢・論疾診尺篇』

「其脉盛而滑者. 病且出也.」

『難経・四難』

「滑者陽也. 所謂一陰一陽者. 謂脉來沈而滑也.」

　　　　　一陰二陽者. 謂脉來沈滑而長也.

　　　　　一陰三陽者. 謂脉來浮滑而長. 時一沈也.」

『難経・十三難』

　「五藏有五色. 皆見於面. 亦當與寸口尺内相應.

　　假令色青. 其脉當弦而急.

　　　　色赤. 其脉浮大而散.

　　　　色黄. 其脉中緩而大.

　　　　色白. 其脉浮濇而短.

　　　　色黒. 其脉沈濡而滑.

　　此所謂五色之與脉. 當參相應也.

　　脉滑. 尺之皮膚亦滑. 五藏各有聲色臭味. 當與寸口尺内相應. 其不相應者病也.

　　假令色青. 其脉濇而短. 若大而緩. 爲相勝. 浮大而散. 若小而滑. 爲相生也.」

『難経・十四難』

　「一呼四至. 一吸四至. 病欲甚.

　　脉洪大者. 苦煩滿. 沈細者. 腹中痛. 滑者傷熱. 濇者中霧露.」

『難経・十五難』

　「冬脉石者. 腎北方水也. 萬物之所藏也. 盛冬之時. 水凝如石. 故其脉之來. 沈濡而滑.

　　故曰石.」

　「益實而滑. 如循長竿. 濡滑如雀之啄. 曰平.」

『傷寒論・辨脉法』

　「凡脉大浮數. 動滑. 此名陽也.

　　若反滑而數脉浮而滑. 浮爲陽. 滑爲實. 陽實相搏. 其脉數疾. 衞氣失度. 浮滑之脉數疾.

　　發熱汗出者. 此爲不治.」

『傷寒論・平脉法』

　「脉有弦緊浮滑沈濇. 此六脉名曰殘賊. 能爲諸脉作病也.」

　「問曰. 翕奄沈. 名曰滑. 何謂也.

　　師曰. 沈爲純陰. 翕爲正陽. 陰陽和合. 故令脉滑. 關尺自平. 陽明脉微沈. 食飮自可.

　　少陰脉微滑. 滑者. 緊之浮名也. 此爲陰實. 其人必股内汗出. 陰下濕也. 陽脉浮滑.

　　陰脉濡弱者. 更遇於風. 變爲風温. 陽脉洪數.」

『傷寒論・辨太陽病脉證』

　「小結胸病. 正在心窩. 按之痛. 脉浮滑者. 小陷胸湯主之.」

　「傷寒脉浮滑. 此表有熱. 裏有寒. 白虎湯主之.」

　「脉浮者. 必結胸.

　　脉緊者. 必咽痛.

　　脉弦者. 必兩脇拘急.

　　脉細數者. 頭痛未止.

脉沈緊者. 必欲嘔.

脉沈滑者. 協熱利.

脉浮滑者. 必下血.」

『傷寒論・辨陽明病脉證』

「陽明病. 讝語潮熱. 脉滑疾者. 小承氣湯主之.」

「陽明少陽合病. 必下利. 脉滑而數. 有宿食也. 當下之. 宜大承氣湯.」

『傷寒論・辨厥陰病脉證』

「傷寒脉滑而厥. 裏有熱. 白虎湯主之.」

『金匱要略・辨可吐病脉證』

「病胸上諸實. 一作寒胸中鬱鬱而痛. 不能食. 欲使人按之. 而反有涎唾. 下利日十餘行.
其脉反遲. 寸口脉微滑. 此可吐之. 吐之. 利則止.」

13 渋脈（陰脈）

『脈経』渋脈. 細而遅. 往来難且散. 或一止復来。

渋：細にして遅、往来一様でなく散じ、時々止まった様に感じまた直ぐ触れる。

『脈経』に「脈渋者少血多気.」

『四言挙要』に「渋脈少血.」

『診家枢要』に「渋為気多血少之候.」

『医学入門』に「渋為不足傷精血.」

『景岳全書』に「渋為陰脈、為血気供虚之候.」

『格致余論. 渋脈論』に「一般に渋脈は虚寒を表すことが多い。痼熱の場合も渋脈を表すが重按して有力な脈が診られれば充分考慮しなければならない。」
と各書で述べられている。これらから「少血多気を候う。」という人達と「血気供虚を候う。」という人達に分けられるが、いずれも血虚で動きが少ないと解している。更に渋の字源の意味も加えると「血の動きが滞ってスラスラと循環しない」というのが古典の共通理解である。これと『傷寒論』の「人不飲. 其脉何類. 師曰. 脉自濇. 脣口乾燥也.」（人が飲みモノを取っていない時は脈が渋り口唇が乾燥する）より、**中焦で作られるモノが不足して経脈循環が維持出来ない場合に現れる脈**と愚解した。

■ 渋脈と脈微・細との鑑別

・渋脈は中焦で作られるモノが虚しているのではなく充分満たすだけモノが作

られない場合や、中焦で作られても末端の細胞組織まで達しない為に、細胞の動きが低下して空動きをする事により虚熱を発したり、痰や食滞を内に含んで有力な渋脈を呈する場合で見る脈状である。

- 脈微・細はこれとは異なり、明らかに中焦で作られるモノが不足する場合に見る脈であるが、**脈微而渋**は作られるモノが不足し、しかもデリバリーされない大変重篤な病症であることがわかる。

『内経』『難経』『傷寒論』に於ける六祖脈の比較はそれぞれ診る角度が異なっているので一様ではないが、「滑」「渋」の二脈はどの場合にも該当している。これは生体の気血水の動きを診る脈診に於いて、中焦で作られたモノの行方は絶対に見落としてはいけない項目であり「動かなくなった場合は死也」という自然の掟に沿って考えると当然のことである。つまりモノが末端の寸口位に於いて渦を巻く程に強くなく、途切れ途切れにならず**一定の速さで流れる**ことこそ**無邪気な状態**であると認識してのことである。

渋脈抜粋

『素問・陰陽應象大論』

「按尺寸. 觀浮沈滑濇. 而知病所生以治.」

『素問・五藏生成論』

「夫脉之小大滑濇浮沈. 可以指別.」

『素問・脉要精微論』

「脉者. 血之府也. 長則氣治. 短則氣病. 數則煩心. 大則病進. 上盛則氣高. 下盛則氣脹.
代則氣衰. 細則氣少. 濇則心痛. 渾渾革至如涌泉. 病進而色弊. 緜緜其去如弦絶. 死.」

「陽氣有餘. 爲身熱無汗.
陰氣有餘. 爲多汗身寒.
陰陽有餘. 則無汗而寒. 推而外之. 内而不外. 有心腹積也.」

『素問・平人氣象論』

「脉滑曰病風. 脉濇曰痺脉滑浮而疾者. 謂之新病. 脉急者. 曰疝瘕少腹痛.
脉滑曰風. 脉濇曰痺. 緩而滑. 曰熱中. 盛而緊. 曰脹. 脉從陰陽.
尺脉緩濇. 謂之解㑊.
尺濇脉滑. 謂之多汗. 病在外脉濇堅者. 皆難治.」

『素問・玉機眞藏論』

「冬得脾脉. 其至皆懸絶沈濇者. 命曰逆四時.」

『素問・通評虚實論』

「帝曰. 經絡倶實何如. 何以治之.

岐伯曰. 經絡皆實. 是寸脉急而尺緩也. 皆當治之. 故曰. 滑則從. 濇則逆也.

岐伯曰. 經虛絡滿者. 尺熱滿. 脉口寒濇也. 此春夏死. 秋冬生也.

帝曰. 治此者奈何.

岐伯曰. 所謂氣虛者. 言無常也. 尺虛者. 行步恇然. 脉虛者. 不象陰也. 如此者. 滑則生.
濇則死也.

帝曰. 脉實滿. 手足寒頭熱. 何如.

岐伯曰. 春秋則生. 冬夏則死. 脉浮而濇. 濇而身有熱者死.

帝曰. 腸澼之屬. 身不熱. 脉不懸絶. 何如.

岐伯曰. 滑大者曰生. 懸濇者曰死.」

『素問・奇病論』

「不可動之. 動之爲水溺濇之病也. 二藏同病者可治. 其脉小沈濇. 爲腸澼. 其身熱者死.
熱見七日死. 胃脉沈鼓濇. 胃外鼓大. 心脉小堅急. 皆鬲偏枯. 男子發左. 女子發右.
不瘖舌轉. 可治.」

『素問・調經論』

「岐伯曰. 厥氣上逆. 寒氣積於胸中而不寫. 不寫則温氣去. 寒獨留. 則血凝泣. 凝則脉不通.
其脉盛大以濇. 故中寒.」

『素問・四時刺逆從論』

「滑則病狐疝風.		厥陰有餘. 病陰痺.	不足. 病生熱痺.	
	濇則病少腹積氣.	少陰有餘. 病皮痺隱軫.	不足. 病肺痺.	
滑則病肺風疝.	濇則病積溲血.	厥陰有餘. 病陰痺.	不足. 病生熱痺.	
	濇則病積溲血.	太陰有餘. 病肉痺寒中.	不足. 病脾痺.	
滑則病脾風疝.	濇則病積. 心腹時滿.	陽明有餘. 病脉痺身時熱.	不足. 病心痺.	
滑則病心風疝.	濇則病積. 時善驚.	太陽有餘. 病骨痺身重.	不足. 病腎痺.	
滑則病腎風疝.	濇則病積. 善時巓疾.	少陽有餘. 病筋痺脇滿.	不足. 病肝痺.	
滑則病肝風疝.	濇則病積. 時筋急目痛.			

是故春氣在經脉. 夏氣在孫絡. 長夏氣在肌肉. 秋氣在皮膚. 冬氣在骨髓中.」

『素問・至眞要大論』

「厥陰之至. 其脉弦.

少陰之至. 其脉鉤.

太陰之至. 其脉.

少陽之至. 大而浮.

陽明之至. 短而濇.

太陽之至. 大而長.

至而和則平. 至而甚則病. 至而反者病. 至而不至者病. 未至而至者病.

陰陽易者危. 春不沈. 夏不弦. 冬不濇. 秋不數. 是謂四塞.」

『靈枢・脹論篇』

「其脉大堅以濇者. 脹也.」

『霊枢・陰陽二十五人篇』

　「按其寸口人迎. 以調陰陽. 切循其經絡之凝濇. 結而不通者. 此於身皆爲痛痺.
　　甚則不脉結血不行. 決之乃行.」

『霊枢・邪客篇』

　「必先明知十二經脉之本末. 皮膚之寒熱. 脉之盛衰滑濇. 其脉滑而盛者. 病日進. 虚而細者.
　　久以持.
　　大以濇者. 爲痛痺. 陰陽如一者. 病難治. 其本末尚熱者. 病尚在. 其熱以衰者.
　　其病亦去矣. 持其尺. 察其肉之堅脆小大滑濇寒温燥濕. 因視目之五色. 以知五藏而決死生.
　　視其血脉. 察其色. 以知其寒熱痛痺.」

『難経・四難』

　「浮而短濇者. 肺也謂浮沈長短滑濇也.
　　浮者陽也. 滑者陽也. 長者陽也.
　　沈者陰也. 短者陰也. 濇者陰也.
　　所謂一陰一陽者. 謂脉來沈而滑也.
　　　　一陰二陽者. 謂脉來沈滑而長也.
　　　　一陰三陽者. 謂脉來浮滑而長. 時一沈也.
　　所言一陽一陰者. 謂脉來浮而濇也.
　　　　一陽二陰者. 謂脉來長而沈濇也.
　　　　一陽三陰者. 謂脉來沈濇而短. 時一浮也. 各以其經所在. 名病逆順也.」

『難経・十難』

　「心脉微濇者. 大腸邪干小腸也.」

『難経・十三難』

　「其脉浮濇而短. 脉濇. 尺之皮膚亦濇. 脉滑. 尺之皮膚亦滑.
　　其脉浮濇而短. 若大而緩. 爲相勝. 浮大而散. 若小而滑. 爲相生也.」

『難経・十四難』

　「濇者中霧露. 一呼五至.」

『難経・十七難』

　「浮短而濇者. 死也.」

『難経・十七難』

　「病若大腹而泄者. 脉當微細而濇. 反緊大而滑者. 死也.」

『難経・二十難』

　「時沈濇而短. 此謂陽中伏陰也.」

『難経・四十六難』

　「榮衛之道濇. 故晝日不能精. 夜不得寐也.」

『難経・五十八難』

「傷寒之脉. 陰陽俱盛而緊濇. 熱病之脉. 陰陽俱浮. 浮之滑. 沈之散濇.」

『傷寒論・辨脉法』

「脉大浮數. 動滑. 此名陽也. 脉沈濇弱弦微. 此名陰也.」

「趺陽脉浮而濇. 少陰脉如經者. 其病在脾. 法當下利. 何以知之. 若脉浮大者.
　氣實血虛也. 今趺陽脉浮而濇. 故知脾氣不足. 胃氣虛也.」

「病人脉微而濇者. 此爲醫所病也.」

「十一月之時. 陽氣在裏. 胃中煩熱. 以陰氣内弱. 不能勝熱. 故欲裸其身. 又陰脉遲濇.
　故知亡血也.」

「問曰. 人不飲. 其脉何類.
　師曰. 脉自濇. 脣口乾燥也.」

「問曰. 脉有殘賊. 何謂也.
　師曰. 脉有弦緊浮滑沈濇. 此六脉名曰殘賊. 能爲諸脉作病也.」

「趺陽脉伏而濇. 伏則吐逆. 水穀不化. 濇則食不得入. 名曰關格.」

「寸口脉微而濇. 微者衞氣不行. 濇者榮氣不逮. 榮衞不能相將. 三焦無所仰. 身體痺不仁.
　榮氣不足. 則煩疼口難言. 衞氣虛者. 則惡寒數欠. 三焦不歸其部.
　上焦不歸者. 噫而酢吞.
　中焦不歸者. 不能消穀引食.
　下焦不歸者. 則遺溲.」

「寸口脉微而濇. 微者衞氣衰. 濇者榮氣不足. 衞氣衰. 面色黄. 榮氣不足. 面色青. 榮爲根.
　衞爲葉. 榮衞俱微. 則根葉枯槁. 而寒慄欬逆. 唾腥吐涎沫也.」

「少陰脉弱而濇. 弱者微煩. 濇者厥逆.」

『傷寒論・辨太陽病脉證』

「傷寒陽脉濇. 陰脉弦. 法當腹中急痛. 先與小建中湯. 不差者. 小柴胡湯主之.」

「傷寒八九日. 風濕相搏. 身疼煩. 不能轉側. 不嘔不渴. 脉浮虛而濇者. 桂枝附子湯主之.」

『傷寒論・辨陽明病脉證』

「趺陽脉浮而濇. 小便數. 大便鞕. 其脾爲約. 麻子仁丸主之.」

「傷寒若吐若下後不解. 不大便五六日. 上至十餘日. 日晡所發潮熱. 不惡寒. 獨語如見鬼状.
　若劇者. 發則不識人. 循衣摸牀. 惕而不安. 一云. 順衣妄撮. 怵惕不安. 微喘直視.
　脉弦者生. 濇者死. 微者. 但發熱讝語者. 大承氣湯主之.
　脉反微濇者. 裏虛也. 爲難治. 不可更與承氣湯也.」

『傷寒論・辨太陰病脉證』

「太陰中風. 四肢煩疼. 陽微陰濇而長者. 爲欲愈.」

『辨少陰病脉證』

「少陰病. 脉微. 不可發汗. 亡陽故也. 陽已虛. 尺脉弱濇者. 復不可下之.」

「少陰病. 下利. 脉微濇. 嘔而汗出. 必數更衣.」

『傷寒論・辨厥陰病脉證』

「下利寸脉反浮數. 尺中自濇者. 必清膿血.」

『傷寒論・辨霍亂病脉證』

「傷寒. 其脉微濇者. 本是霍亂. 濇反在下. 微則陽氣不足. 濇則無血. 陽氣反微.

中風汗出. 而反躁煩. 濇則無血. 厥而且寒. 陽微發汗. 躁不得眠.」

『傷寒論・辨不可下病脉證』

「脉濡而弱. 弱反在關. 濡反在巔. 微反在上. 濇反在下. 微則陽氣不足. 濇則無血.

陽氣反微. 中風汗出. 而反躁煩. 濇則無血. 厥而且寒. 陽微則不可下. 下之則心窩痞鞕濇.」

「少陰病. 脉微. 不可發汗. 亡陽故也. 陽已虛. 尺中弱濇者. 復不可下之.」

「寸脉浮大反濇. 尺中微而濇. 故知有宿食. 當下之. 宜大承氣湯.」

『金匱要略・胸痺心痛短氣病脉證』

「寸口脉浮而大. 按之反濇. 尺中亦微而濇. 故知有宿食. 大承氣湯主之.」

『金匱要略・嘔吐噦下利病脉證』

「以發其汗. 令陽微. 膈氣虛. 脉乃數. 數爲客熱. 不能消穀. 胃中虛冷故也. 脉弦者虛也.

胃氣無餘. 朝食暮吐. 變爲胃反. 寒在於上. 醫反下之. 令脉反弦. 故名曰虛.

寸口脉微而數. 微則無氣. 無氣則榮虛. 榮虛則血不足. 血不足則胸中冷.

跌陽脉浮而濇. 浮則爲虛. 濇則傷脾. 脾傷則不磨. 朝食暮吐. 暮食朝吐. 宿穀不化.

名曰胃反. 脉緊而濇. 其病難治. 病人欲吐者. 不可下之.」

14 緊脈（陽脈）

『脈経』緊脈. 数如切縄状。

緊：往来数にして力あり、手を弾き一所にあらず縄に触れる様である。

緊脈は脈の組み合わせによる複合脈で諸説見解があるが、その見解の端は『脈経』に始まる。

■ 脈管の原因

『素問』『難経』には「脈緊は…」という記載はないが、類似文に「来而左右弾人手」がある。

『霊枢・禁服篇』に「緊則爲痛痺.」

『傷寒論・腹滿寒疝宿食病脉證治』に「脉緊如轉索無常者.」

『脈経・脈形状指下秘決』に「緊脈数如切縄状。（一曰如如轉索無常）」

『脈経・平雑病脈』に「緊而急者遁尸.」「盛而緊者脹.」「緊数者可発其汗.」

『諸病原候論』に「弦洪相搏爲緊.」

『千金翼法』に「短実而数.」

『脈訣』に「数而有力.」と述べられている様に、身体が緊張状態を強いられている様子を表す脈である。脈管は脾気の管理下に有る。その脾気は生体の様子に応じ少陽枢の働きで柔軟に脈管の幅を変えられ、脈管の内外にモノを通して恒常性を維持しているが、何かの理由でそれが維持出来ない場合の原因に２つ考えられる。**少陽枢の働きかけに脾気が対応出来ない場合と、脾気に対して少陽枢が正しく働きかけられない場合**である。

- 少陽枢の働きかけに脾気が対応出来ない場合は取り込む食穀に脂分が多い。また病人の脾気能力が低くて脂の分解が出来ず、脈管の内側に付着して柔軟に対応出来ず恒常性の維持が出来ないのである。

　近年 LDL と呼ばれ比重が低いリポ蛋白質がアテロームを形成し、脈管内に脂肪が肥厚して脈管を通行するモノの出入りを妨げる病があるが、この LDL を少陽枢から治療する場合は、少陽が含有する陽気に対し陰気の側面からアプローチして行なう方法がベストである。

- 脾気に対して少陽枢が正しく働きかけられない場合は、少陽の陽気が虚して柔軟に対応出来ずに脂の分解が出来ず、脈管の内側に付着して恒常性の維持が出来ない為である。

　緊脈は生体の緊張に伴い脈管も硬直して血圧の上昇を見る。そして脾気が原因するコレステロール（脂質の一種で血管壁に溜まると動脈硬化を引き起こす）は、脈管の脈幅が硬直して柔軟性を失って緊張状況を表すのであるから、多くの医家が言うように数脈を兼ねる場合もあれば洪・実を兼ねる場合も有る。これらはその緊張に対して生体がどのように対処したかを表す判断材料になるので、治療はこれらを充分考慮して行なえばよい。

■ 内容物の原因

　『素問・病態論』に「冬期は右の脈が固く沈緊を示せば四時に応じている。」と外界に対応する生体の様子が述べられているが、これは**モノに反応する生体の様子を知る脈**と解釈出来る。緊脈は陰中の陽脈（注：緊脈の分類を『診家正眼』では陰中の陽脈、『瀬湖脈学』では陽脈として位置付けている。）に位置付けているが、主に陰邪に反応する陽気の反応、具体的には身体に氷をいきなり付けた時に反応する驚きと縮む様子の**陰寒の邪に反応する生体の収斂を表す脈状**である。その場合心は通常よりも心拍数を増して陰寒の邪を除くように生体に指令を与えるので緊脈は数を兼ねる事が多い。

『傷寒論』はこの意味から緊脈のある条文が多く存在する。

1. 「太陽中風. 浮脈緊. 発熱悪寒. 身疼痛…」のように「疼痛」「痛」の有る
   条文に「緊」がある場合。

2. 「太陽病. 浮脈緊. 発熱. 身無汗. 自衄者愈.」のように「衄」の有る条文
   に「緊」がある場合である。

1の場合は既述したので繰り返さないが、2の場合は『諸病原候論』の「緊脈
は弦と洪が合わさった脈」から解釈すると、この緊脈の意味を条文にある「営血
不足. 血少故也.」に求めることが出来る。即ち条文は、出血という表症が営血
不足を起こして血少になった場合を述べた脈で、巣元方は「洪脈を引き起こす何
かの原因により、血が傷付いて衄等の出血を引き起こした場合は緊脈を為す。」
という事を示したのだろう。これより『脈経』では「弦而緊は脇痛. 臓傷有瘀
血.」と述べている。『傷寒論・弁不可大病少併治』の「**脈濡而緊. 濡則衛気微.
緊則栄中寒. 陽微衛中風. 発熱而悪寒. 栄緊胃気冷. 微嘔心内煩.**」は、気血共
に微である場合の症候と発汗後に生じる症候、そして逆治後は細心の注意をしな
ければならない事について述べている。『方術説話』で荒木性次は脈濡而緊を亡
血と解釈しているが、それ以外は『傷寒論後条弁』は陽虚、『傷寒明理論』『傷寒
論考注』は陽微と解釈している。いずれにせよこの文は、水気が虚してしかも陽
気が微である状態は濡脈、寒冷により生体が緊張した場合は緊脈とした治療につ
いて述べている。このように緊脈は外邪、殊に寒冷に抗する生体の反応と解釈し
てよいのである。

緊脈抜粋

『素問・平人氣象論』
  「曰熱中. 盛而緊.」
『素問・病能論』
  「有病厥者. 診右脉沈而緊. 左脉浮而遲. 不然. 病主安在. 冬診之. 右脉固當沈緊.
  此應四時.」
『素問・奇病論』
  「有病痝然如有水状. 切其脉大緊. 身無痛者. 形不瘦. 不能食. 食少. 名爲何病. 病生在腎.
  名爲腎風.」
『素問・調經論』
  「寒濕之中人也. 皮膚不收. 肌肉堅緊. 榮血泣. 衛氣去. 故曰虛.」
  「虛者聶辟氣不足. 按之則氣足以温之. 故快然而不痛.」

『素問・示従容論』

「四支解墮．喘欬血泄．而愚診之．以爲傷肺．切脉浮大而緊．」

『霊枢・終始篇』

「邪氣來也．緊而疾．」

『霊枢・禁服篇』

「緊　則爲痛痺．

緊痛則取之分肉．

緊　則先刺而後灸之．

緊　則灸刺且飲藥．」

『霊枢・五色篇』

「切其脉口．滑小緊以沈者．病益甚在中．

人迎氣．大緊以浮者．其病益甚在外．」

『難経・七難』

「少陽之至．乍小乍大．乍短乍長．

陽明之至．浮大而短．

太陽之至．洪大而長．

太陰之至．緊大而長．

少陰之至．緊細而微．

厥陰之至．沈短而敦．」

『難経・十七難』

「病若開目而渇．心窩牢者．脉當得緊實而數．反得沈濡而微者．死也．病若大腹而泄者．

脉當微細而濇．反緊大而滑者．死也．」

『難経・四十八難』

「脉之虚實者．濡者爲虚．緊牢者爲實．」

『難経・五十八難』

「傷寒之脉．陰陽倶盛而緊濇．」

『傷寒論・辨脉法』

「脉浮而緊者．名曰弦也．」

「脉浮而緊．按之反芤．此爲本虚．故當戰而汗出也．」

「寸口脉浮而緊．浮則爲風．緊則爲寒．風則傷衞．」

「寸口脉陰陽倶緊者．法當清邪中於上焦．濁邪中於下焦．」

「脉陰陽倶緊者．口中氣出．脣口乾燥．踡臥足冷．鼻中涕出．舌上胎滑．勿妄治也．」

「脉陰陽倶緊．至於吐利．其脉獨不解．緊去入安．此爲欲解．」

『傷寒論・平脉法』

「脉有弦緊浮滑沈濇．此六脉名曰殘賊．能爲諸脉作病也．」

「少陰脉微滑．滑者．緊之浮名也．此爲陰實．其人必股内汗出．陰下濕也．假令亡汗．若吐．

以肺裏寒. 故令脉緊也. 假令欬者. 坐飲冷水. 故令脉緊也. 假令下利. 以胃虛冷.

　故令脉緊也.」

「寸口脉微. 尺脉緊. 其人虛損多汗. 知陰常在. 絶不見陽也.」

「寸口諸微亡陽. 諸濡亡血. 諸弱發熱. 諸緊爲寒.」

『傷寒論・辨太陽病脉證』

「陰脉弦緊者. 更遇温氣. 變爲温疫.」

「桂枝本爲解肌. 若脉浮緊. 發熱汗不出者. 不可與之.」

「太陽病. 或已發熱. 或未發熱. 必惡寒. 體痛嘔逆. 脉陰陽倶緊者. 名爲傷寒.」

「太陽病三日. 若其人脉浮緊. 發熱汗不出者. 不可與之也.」

『傷寒論・辨太陽病脉證』

「太陽中風. 脉浮緊. 發熱惡寒. 身疼痛. 不汗出而煩躁者. 大青龍湯主之.」

「太陽病. 脉浮緊. 無汗發熱. 身疼痛. 八九日不解. 表證在. 發汗已. 發煩必衄.

　麻黄湯主之.」

「傷寒脉浮緊. 不發汗因衄. 麻黄湯主之.」

「傷寒吐下後. 心窩逆滿. 氣上衝胸. 頭眩脉沈緊者. 茯苓桂枝白朮甘草湯主之.」

「脉沈緊. 發汗則動經. 身爲振振搖者. 茯苓桂枝白朮甘草湯主之.」

「傷寒腹滿讝語. 寸口脉浮而緊. 此肝乘脾也. 名曰縱. 刺期門.」

「太陽病. 脉浮緊. 發熱身無汗自衄者愈.」

「脉浮緊者. 法當身疼痛. 宜以汗解之. 假令尺中遲者. 不可發汗. 何以知然.

　以榮氣不足血少故也.」

「衄家. 不可發汗. 汗出必額上陷. 脉急緊. 直視不能眴音喚. 又胡絹切. 下同. 一作瞬.

　不得眠.」

「形作傷寒. 其脉不弦緊而弱. 弱者必渴. 被火必讝語. 弱者發熱脉浮. 解之當汗出愈.」

『傷寒論・辨太陽病脉證』

「傷寒六七日. 結胸熱實. 脉沈而緊. 心窩痛. 大陷胸湯主之.」

「脉浮. 關脉小細沈緊. 名曰藏結. 舌上白胎滑者. 難治.」

「傷寒六七日. 結胸熱實. 脉沈而緊. 心窩痛. 按之石鞭者. 大陷胸湯主之.」

「太陽病. 脉緊者. 必咽痛. 脉沈緊者. 必欲嘔.」

「脉浮而緊. 而復下之. 緊反入裏. 則作痞. 按之自濡. 但氣痞耳.」

『傷寒論・辨陽明病脉證』

「陽明病. 脉浮緊. 咽燥口苦. 腹滿而喘. 發熱汗出. 惡熱身重.」

「陽明中風. 口苦咽乾. 腹滿微喘. 發熱惡寒. 脉浮而緊. 若下之則腹滿小便難也.」

「陽明病. 初欲食. 小便反不利. 大便自調. 其人骨節疼. 翕翕如有熱状. 奄然發狂.

　濈然汗出而解者. 此水不勝穀氣. 與汗共并. 脉緊則愈.」

「陽明病. 脉浮而緊者. 必潮熱發作有時. 但浮者. 必盗汗出.」

『傷寒論・辨少陽病脉證』

「往來寒熱. 尚未吐下. 脉沈緊者. 與小柴胡湯.」

「本太陽病不解. 轉入少陽者. 脇下鞕滿. 乾嘔不能食. 往來寒熱. 尚未吐下. 脉沈緊者.
與小柴胡湯.」

『傷寒論・辨少陰病脉證』

「病人脉陰陽俱緊. 反汗出者. 亡陽也. 此屬少陰. 法當咽痛而復吐利.」

「少陰病. 脉緊. 至七八日自下利. 脉暴微. 手足反溫. 脉緊反去者. 爲欲解也. 雖煩下利.
必自愈.」

『傷寒論・辨厥陰病脉證』

「病人手足厥冷. 脉乍緊. 心窩滿而煩. 宜瓜蔕散.」

「下利脉數. 有微熱汗出. 今自愈. 設復緊爲未解. 一云. 設脉浮復緊.」

『傷寒論・辨陰陽易差後勞復病脉證』

「傷寒差以後. 更發熱. 小柴胡湯主之. 脉浮者. 以汗解之. 脉沈實一作緊者. 以下解之.」

『傷寒論・辨不可發汗病脉證』

「少陰病. 脉細沈數. 病爲在裏. 不可發汗. 脉浮緊者. 法當身疼痛. 宜以汗解之.」

「厥. 脉緊. 不可發汗.」

『傷寒論・辨可發汗病脉證』

「脉浮緊. 浮爲風. 緊爲寒. 風傷衛. 寒傷榮. 榮衛俱病. 骨節煩疼. 可發汗. 宜麻黄湯.」

「傷寒脉浮緊. 不發汗. 因衄者. 屬麻黄湯證.」

「太陽病. 脉浮緊無汗. 發熱身疼痛. 八九日表證在. 當發汗. 屬麻黄湯證.」

「傷寒其脉不弦緊而弱. 弱者必渴. 被火必讝語. 弱者發熱脉浮. 解之當汗出愈.」

『傷寒論・辨可下病脉證』

「脉雙弦而遲者. 心窩鞕. 脉大而緊者. 陽中有陰也. 可下之. 宜大承氣湯.」

「傷寒六七日. 結胸熱實. 脉沈緊. 心窩痛者. 屬大陷胸湯證.」

「傷寒六七日. 結胸熱實. 脉沈而緊. 心窩痛. 按之石鞕者. 屬大陷胸湯證.」

「脉雙弦而遲者. 必心窩鞕. 脉大而緊者. 陽中有陰也. 可下之. 宜大承氣湯.」

『傷寒論・辨發汗吐下後病脉證』

「脉沈緊. 發汗則身爲振搖者. 屬茯苓桂枝白朮甘草湯.」

『金匱要略・瘧病脉證』

「瘧脉自弦.

弦數者多熱.

弦遲者多寒.

弦小緊者下之差.

弦遲者可溫之.

弦緊者可發汗鍼灸也.」

『金匱要略・中風歷節病脉證』

「寸口脉浮而緊. 緊則爲寒. 浮則爲虛. 寒虛相搏. 邪在皮膚.」

『金匱要略・血痺虛勞病脈證』

「在寸口關上小緊. 宜鍼鍼引陽氣. 令脉和. 緊去則愈.」

「血痺. 陰陽俱微. 寸口關上微. 尺中小緊. 外證身體不仁. 如風痺狀. 黃耆桂枝五物湯主之.」

「失精. 脉得諸芤動微緊. 男子失精. 女子夢交. 桂枝龍骨牡蠣湯主之.」

『金匱要略・胸痺心痛短氣病脈證』

「胸痺之病. 喘息欬唾. 胸背痛. 短氣. 寸口脉沈而遲. 關上小緊數. 括蔞薤白白酒湯主之.」

『金匱要略・腹滿寒疝宿食病脈證』

「脇下偏痛發熱. 其脉緊弦. 此寒也. 以温藥下之. 宜大黃附子湯.」

「腹痛. 脉弦而緊. 弦則衛氣不行. 即惡寒. 緊則不欲食. 邪正相搏. 即爲寒疝. 寒疝遶臍痛. 若發則白汗出. 手足厥冷. 其脉沈弦者. 大烏頭煎主之.」

「其脉數而緊乃弦. 狀如弓弦. 按之不移. 脉數弦者. 當下其寒. 脉緊大而遲者. 必心窩堅. 脉大而緊者. 陽中有陰. 可下之.」

「脉緊如轉索無常者. 有宿食也. 脉緊頭痛. 風寒. 腹中有宿食不化也. 一云. 寸口脉緊.」

15 軟脈・濡脈（陰脈）

15- i 軟脈（陰脈）

『脈経』軟脈. 極軟而浮細。

軟：極めて柔らかく浮細。「濡」脈は古くから多説有り一定しない。

『脈経』には**軟脈**の説があるが、これ以後軟脈よりは**濡脈**のタイトルが多く、軟脈は濡脈と同義で考えられていく。その理由を近年の『脈診解説書』は「発音の相似によるものであろう」と説明しているが、愚木は正しく中国語の発音を身につけている訳ではないので、これについて意見を述べることは出来ない。それよりも重要なことは、軟脈を濡脈と認識して臨床に用いて実績を上げてきたということである。愚木も同義なので敢えて軟脈については触れない。

15- ii 濡脈（陰脈）

「濡」は水＋雨＋而の合字から成り、**うるおすとうるおう**の二つの意味で使われる。つまり**水を与える側に立って使う**場合と、**水を与えられる側に立って使う**場合であるが、これは濡の“而”による。字源で而は通常「〜して」或いは「しこうして」と読むが、「しかも」「しかるに」という逆説で使われることもある句である。即ち濡が供給側と受給側で使われ、統一の解釈を失わせた原因もこの句の影響を受けるからである。

■ 受給側の原因

『内経』に「春脈軟弱招招.」「長夏脈軟弱.」

『難経』に「春脈……濡弱而長.」「冬脈……沈濡而滑.」とあるが、これは四季に生体が順応した場合の脈状を述べ、水により濡（うるお）される受給側の論点から述べられている文章である。「四時外界に順じその時々にも潤いを失わず、循環が阻害されなければ平人であり無病である。」との文意を含んでいる。これは**生体が飲食により化した水気によって潤されていなければ病になる**という事を逆説的に述べている。

■ 供給側の原因

『難経・五十八難』に「中風之脈. 陽浮而滑. 陰濡而弱.」「濕温之脈. 陽濡而弱. 陰小而急.」

『傷寒論』に「陽浮脈滑. 陰脈濡弱者. 更遇於風. 攣為風温.」とあるが、これは風邪や湿邪により生体の気が影響を受けた場合は、水を供給するか循環を正しく戻す必要があることを述べた文である。

- 歴代医家の共通の見解

『脈経』に「極軟而不細.」

『瀬湖脈学』に「軟軟而浮細如綿在水中. 軽手相得. 按之無有. 如水上浮空泅.」

『四言挙要』に「浮小為濡. 綿浮水面.」

『診家正眼』に「濡脈細軟. 表於浮分. 挙之乃表. 按之則空.」

『通雅脈考』に「濡者細軟而浮」とあるが、

これらに共通するのは①濡脈は浮位で得られる。②虚脈である。③モノの絶対数が不足した場合を表す細・微・小脈と兼ねて用いられる事が多い。これらから濡脈は身体が水を要求する場合や、身体に水を与えなければならない状況を表す脈状であるが、兼脈に**数脈**がないことから身体内の水気が絶対的に不足しているような悪い状態ではない。即ち**濡脈は生体を構成する水が三焦間で不足して水気を供給しなければならない場合で現れる脈**である。

▪ 歴代医家に共通しない項目

『脈経』に「寸口脈濡. 陽気弱. 自汗出. 是虚損病.」

『脈訣』に「濡者陰也. 主少力. 五心煩熱. 脳転耳鳴. 下元虚冷.」

『三因方』に「濡為弱. 為痺. 為自汗. 為気弱. 為下重.」

『活人書』に「濡主冷証.」

『瀬湖脈学』に「濡為亡血陰虚病.」

『診家正眼』に「濡脈主陰. 髄渇精働.」

『医宗金鑒』に「濡陽虚病.」とあり、主病を見ると共通項は極めて少ない。

また分類も

『瀬湖脈学』で「陰病.」

『診家正眼』で「陰中之陽病.」

『脈抉匯辯』で「陰中之陰病.」に分けられて統一されていない。

■ 愚解

　これらから濡脈は三焦の水不足を表す脈状であるから**陰脈**に位置させ、治療で身体の水気が正常に戻った時点で**陰中の陽**に分類すればよい。このように濡脈は日常のコップ１杯の水や、除湿機１台程度の少量の水の出入りで出現する脈状である為に医家により見解が異なるのである。医家が主病で述べているのは、水気が更に不足した小虚から大虚に至った場合に起こる症状群である。

濡脈抜粋

『素問・五常政大論』

　「手厥陰少陽. ……其物脉濡.」

『霊枢・四時氣篇』

　「脉軟者. 病將下.」

『難経・十三難』

　「色黒. 其脉沈濡而滑.」

『難経・十五難』

　「春脉弦者. 肝東方木也. 萬物始生. 未有枝葉. 故其脉之來. 濡弱而長. 故曰弦.」

　「冬脉石者. 腎北方水也. 萬物之所藏也. 盛冬之時. 水凝如石. 故其脉之來. 沈濡而滑.
　　故曰石.」

　「冬脉石. 反者爲病. 何謂反.

　　然. 其氣來實強. 是謂太過. 病在外.

氣來虛微. 是謂不及. 病在内.

脉來上大下兌. 濡滑如雀之啄. 曰平.」

『難経・十七難』

「病若開目而渇. 心窩牢者. 脉當得緊實而數. 反得沈濡而微者. 死也.」

『難経・四十八難』

「脉之虛實者. 濡者爲虛. 緊牢者爲實.」

『難経・四十九難』

「故知腎邪入心. 爲汗出不可止也. 其病身熱. 而小腹痛. 足脛寒而逆. 其脉沈濡而大.」

『難経・五十八難』

「中風之脉. 陽浮而滑. 陰濡而弱.」

「濕温之脉. 陽濡而弱. 陰小而急.」

『傷寒論・辨脉法』

「陽脉浮大而濡. 陰脉浮大而濡.」

「肝者木也. 名厥陰. 其脉微弦濡弱而長. 是肝脉也. 肝病自得濡弱者. 愈也.

假令得純弦脉者死. 二月之時. 脉當濡弱. 反得毛浮者. 故知至秋死. 二月肝用事. 肝屬木.

脉應濡弱. 反得毛浮脉者. 是肺脉也. 肺屬金. 金來剋木. 故知至秋死.」

「寸口諸微亡陽. 諸濡亡血. 諸弱發熱. 諸緊爲寒. 諸乘寒者. 則爲厥.」

『傷寒論・辨太陽病脉證』

「陽脉浮滑. 陰脉濡弱者. 更遇於風. 變爲風温.」

「陽脉濡弱. 陰脉弦緊者. 更遇温氣. 變爲温疫.」

『傷寒論・辨不可發汗病脉證』

「少陰病. 脉微不可發汗. 亡陽故也. 脉濡而弱. 弱反在關. 濡反在巔. 微反在上. 濇反在下.」

『傷寒論・辨不可下病脉證』

「脉濡而緊. 濡則衞氣微. 緊則榮中寒.」

16　弱脈（陰脈）

『脈経』弱脈. 極軟而沈細. 按之欲絶指下。

弱：極めて軟（やわ）らかく沈細。

　『脈経』には濡脈と弱脈の違いを浮沈で分け、**浮細を濡、沈細を弱**とし「押圧により指下の脈動感覚がなくなった様に感じる脈である。」と述べている。これを受けて濡脈と弱脈を鑑別している。

■ 陰気の原因

　古典には弱脈は単脈で表される場合と兼脈で表される場合とが書かれている。

そして兼脈で表される脈は浮・沈・遅・数・滑・緩・渋・微・小・濡・大であるが、単脈で表される脈は細・洪・弦である。これより弱脈と兼ねられない細洪弦脈より理解する。

弱は弱いという形容詞であるが、ときにその程度を表す量詞で使われることもある。そして生体或いは脈管系に於ける弱は、陰臓の収斂力特に腎陰気の働きが弱い事を指す。つまり生後間もない乳児の握られた手で表される様に、腎陰臓気の働きが旺盛な時期は生体の組織や細胞のベクトルは常に内側に向いて適度な力で生体を収斂することで新旧のモノの出入りを行なっている。しかし壮年期から老年期に至り、通常は強く握ることも身体に力を入れることも出来難くなって、臨終後の死後硬直を除き出生時の握られていた手は開いた状態になる。これは腎陰に代表される陰臓の気力が低下する為で、死によって陰臓の気が消失して細胞や組織の拘束力が消失するからである。

これより老化の定義は、**生体を構成する組織や細胞の拘束力が弱り形を維持出来なくなる事**である。即ち大きな次元でみれば**人は収斂から弛緩していくのである**。この収斂と弛緩の陰陽を担うのが陰臓と陽腑であり、陰臓も四肢四傍を灌漑する脾を除いて他の四臓は、生体を収斂する陰気の働きに一致して働いていく。

凡そ生体の恒常性とは、細胞が含有する水気を細胞膜を通して量を加減しながら放出するか、或いは補給するかの調節する機序を言い、具体的には排尿・排泄・発汗と摂食・飲水・保湿である。この生理現象は心臓によって判断され主水の腎臓により調節される。つまり身体の陰陽上下の二臓により行なわれるのであり、これが四時に応じて速やかに行なわれれば病気になることはない。しかし邪に侵されれば浮腫が現れることが多いように、この病機は各細胞が含有する水の出入りが頻繁に行なわれず、**収斂することで放出する**生理が適切に行なわれない為に生じる現象である。具体的には腎陰気が虚して水が調整されず、必要な水を取り込んで不要な水を排泄する生理が正常に行なわれない為に水循環が狂うことによる。そして長期の浮腫で見る発熱は水循環を主る少陰病の範疇に入る。このように水の管理が出来ないことで代謝が円滑に行なわれず、胃の気を含む必要なモノの総量が減るのである。

これより**弱脈は陰脈で、生体が本来持っている陰気の収斂力が弱く水が不足した場合に現れる脈**とまとめられる。つまり細胞膜が異常に緊張して水の出入りが速やかに行なわれず脈管内の胃の気が減少する弦脈、細胞が含有する水を乾かして陽火を生じさせる病的状態を表す**洪脈**との兼脈はないのである。また脈管内の

有形のモノの絶対数が不足したことを表す**小脈**、流体させるモノの総量も少なく動かしていく力もない状態を表す**微脈**との兼脈はあるが、無形のモノの総量が不足した場合を表す**細脈**との兼脈がないことからも弱脈を理解することが出来る。

■ 古典に於ける弱脈の解釈

- 『素問・平人気象論』は「脈小弱以渋．謂之久病．」
  （脈状を構成するモノの絶対数が少なく、尚且つ細胞の収斂力も低下している状況に加え、脈の流体がスムーズではなくやや乾いている場合は久病である。）
- 『素問・玉機真臓論』は「脈弱以滑．是有胃気．」
  （脈の収斂力が強くない状況に加えて、流体が滑らかで細胞の出入りも行なわれている場合は胃気が有る状態である。）
- 『傷寒論・辨脉法』は「尺脉弱．名曰陰不足．」
  （尺中即ち下焦で陰気の収斂が弱い場合を陰不足と言う。）
- 『傷寒論・平脉法』は「少陰脉弱而濇．弱者微煩．濇者厥逆．」
  （少陰病で陰気の収斂が弱くしかも流体がスムーズではなくやや乾いている場合は、弱脈により陰気と陽気の交流が円滑に行なわれていない為に心窩で僅かに煩が生じていることがわかる。濇脈は中焦で作られるモノが不足して循環に乗らない場合の脈を表すので厥逆が起こる。）

弱脈抜粋

『素問・平人氣象論』

「長夏胃微耍弱曰平．弱多胃少曰脾病．但代無胃曰死．耍弱有石曰冬病．弱甚曰今病．」

「寸口脉．沈而弱．曰寒熱．及疝瘕少腹痛．」

「脉小弱以濇．謂之久病．」

「平肝脉．來耍弱．招招如揭長竿末梢．曰肝平．」

『素問・玉機眞藏論』

「春脉者肝也．東方木也．萬物之所以始生也．故其氣來耍弱．輕虛而滑．端直以長．故曰弦．眞脾脉至．弱而乍數乍疏．色黄青不澤．毛折乃死．」

「脉弱以滑．是有胃氣．命曰易治．」

『靈枢・壽夭剛柔篇』

「充而脉小以弱者．氣衰．衰則危矣．若形充而顴不起者．」

『靈枢・禁服篇』

「脉大以弱. 則欲安靜. 用力無勞也.」

『難経・十五難』

「春脉弦者. 肝東方木也. 萬物始生. 未有枝葉. 故其脉之來. 濡弱而長. 故曰弦.」

『難経・十九難』

「是以男子尺脉恒弱. 女子尺脉恒盛.」

『難経・五十八難』

「中風之脉. 陽浮而滑. 陰濡而弱. 濕温之脉. 陽濡而弱. 陰小而急.」

『傷寒論・辨脉法』

「脉沈濇弱弦微. 此名陰也.」

「尺脉弱. 名曰陰不足.」

「陰脉弱者. 則血虛.」

「陽微則惡寒. 陰弱則發熱. 此醫發其汗. 使陽氣微. 又大下之. 令陰氣弱.」

「十一月之時. 陽氣在裏. 胃中煩熱. 以陰氣內弱. 不能勝熱. 故欲裸其身.」

『傷寒論・平脉法』

「伏氣之病. 以意候之. 今月之内. 欲有伏氣. 假令舊有伏氣. 當須脉之. 若脉微弱者. 當喉中痛似傷. 非喉痺也.」

「肝者木也. 名厥陰. 其脉微弦濡弱而長. 是肝脉也. 肝病自得濡弱者. 愈也.」

「二月之時. 脉當濡弱. 反得毛浮者. 故知至秋死. 二月肝用事. 肝屬木. 脉應濡弱. 反得毛浮脉者. 是肺脉也.」

「寸口脉弱而遲. 弱者衞氣微.」

「寸口脉弱而緩. 弱者陽氣不足.」

「少陰脉弱而濇. 弱者微煩. 濇者厥逆.」

「寸口諸微亡陽. 諸濡亡血. 諸弱發熱. 諸緊爲寒.」

『傷寒論・辨太陽病脉證』

「陽脉浮滑. 陰脉濡弱者. 更遇於風. 變爲風温.」

「陽脉濡弱. 陰脉弦緊者. 更遇温氣. 變爲温疫.」

「太陽中暍者. 身熱疼重. 而脉微弱. 此以夏月傷冷水. 水行皮中所致也.」

「太陽中風. 陽浮而陰弱. 熱發汗出惡寒. 鼻鳴乾嘔者. 桂枝湯主之.」

「太陽病. 發熱惡寒. 熱多寒少. 脉微弱者. 宜桂枝二越婢一湯.」

「太陽中風. 陽浮而陰弱. 陽浮者. 熱自發. 陰弱者. 汗自出. 嗇嗇惡寒. 淅淅惡風. 翕翕發熱. 鼻鳴乾嘔者. 桂枝湯主之.」

「太陽病. 發熱惡寒. 熱多寒少. 脉微弱者. 此無陽也. 不可發汗. 宜桂枝二越婢一湯.」

『傷寒論・辨太陽病脉證』

「太陽病. 外證未解. 脉浮弱者. 當以汗解. 宜桂枝湯.」

「太陽病. 發熱汗出. 榮弱衞強. 故使汗出. 欲救邪風. 宜桂枝湯.」

「太陽中風. 脉浮緊. 發熱惡寒. 身疼痛. 不汗出而煩躁者. 大青龍湯主之.」

「若脉微弱. 汗出惡風者. 不可服之. 服之則厥逆. 筋惕肉瞤. 此爲逆也. 大青龍湯方.」

「太陽病. 外證未解. 脉浮弱者. 當以汗解. 宜桂枝湯.」

「得病六七日. 脉遲浮弱. 惡風寒. 手足温. 醫二三下之. 不能食. 而脇下滿痛. 面目及身黄. 頸項強. 小便難者. 與柴胡湯.」

「形作傷寒. 其脉不弦緊而弱. 弱者必渴. 被火必讝語. 弱者發熱脉浮. 解之當汗出愈.」

『傷寒論・辨太陽病脉證』

「太陽病. 二三日. 不能臥. 但欲起. 心窩必結. 脉微弱者. 此本有寒分也. 反下之. 若利止. 必作結胸. 未止者. 四日復下之. 此作協熱利也.」

「得病二三日. 脉弱. 無太陽柴胡證. 煩躁心窩鞕. 小便利. 屎定鞕. 宜大承氣湯.」

「太陽病. 寸緩關浮尺弱. 其人發熱汗出. 復惡寒. 不嘔. 但心窩痞者. 此以醫下之也.」

「得病二三日. 脉弱. 無太陽柴胡證. 煩躁. 心窩鞕. 至四五日. 雖能食. 以小承氣湯.」

『傷寒論・辨太陰病脉證并治』

「太陰爲病. 脉弱. 其人續自便利. 設當行大黄芍藥者. 宜減之. 以其人胃氣弱易動故也.」

『傷寒論・辨少陰病脉證并治』

「少陰病. 脉微. 不可發汗. 亡陽故也. 陽已虛. 尺脉弱濇者. 復不可下之.」

『傷寒論・辨厥陰病脉證』

「嘔而脉弱. 小便利. 身有微熱. 見厥者難治. 四逆湯主之.」

「下利有微熱而渴. 脉弱者. 今自愈.」

「下利脉沈弦者. 下重也. 脉大者爲未止. 脉微弱數者. 爲欲自止. 雖發熱不死. 嘔而脉弱. 小便復利. 身有微熱. 見厥者難治. 四逆湯主之.」

『傷寒論・辨不可發汗病脉證』

「脉濡而弱. 弱反在關. 濡反在巓. 微反在上. 濇反在下. 微則陽氣不足. 濇則無血. 諸脉得數動微弱者. 不可發汗.」

「脉濡而弱. 弱反在關. 濡反在巓. 弦反在上. 微反在下. 弦爲陽運. 微爲陰寒. 上實下虛. 意欲得温. 微弦爲虛. 不可發汗. 發汗則寒慄. 不能自還.」

「太陽病. 發熱惡寒. 熱多寒少. 脉微弱者. 無陽也. 不可發汗.」

『傷寒論・辨可發汗病脉證』

「太陽病. 外證未解. 脉浮弱. 當以汗解. 宜桂枝湯.」

「太陽中風. 陽浮陰弱. 熱發汗出. 惡寒惡風. 鼻鳴乾嘔者. 屬桂枝湯證.」

「太陽病. 發熱汗出. 此爲榮弱衛強. 屬桂枝湯證.」

「太陽病. 外證未解. 脉浮弱者. 當以汗解. 宜桂枝湯.」

「傷寒其脉不弦緊而弱. 弱者必渴. 被火必讝語. 弱者發熱脉浮. 解之當汗出愈.」

「太陽中風. 陽浮而陰弱. 陽浮者熱自發. 陰弱者汗自出. 嗇嗇惡寒. 淅淅惡風. 翕翕發熱. 鼻鳴乾嘔者. 屬桂枝湯證.」

「太陽病. 發熱汗出者. 此爲榮弱衛強. 故使汗出. 欲救邪風. 屬桂枝湯證.」

『傷寒論・辨不可下病脉證』

「脉濡而弱. 弱反在關. 濡反在巔. 微反在上. 濇反在下. 微則陽氣不足.

濇則無血. 陽氣反微. 中風汗出. 而反躁煩.

濇則無血. 厥而且寒. 陽微則不可下. 下之則心窩痞鞕.」

「脉濡而弱. 弱反在關. 濡反在巔. 弦反在上.

微反在下. 弦爲陽運.

微爲陰寒. 上實下虛. 意欲得温.

微弦爲虛. 虛者不可下也.」

「脉濡而弱. 弱反在關. 濡反在巔. 浮反在上.

數反在下. 浮爲陽虛. 數則無血. 浮爲虛. 數生熱. 浮爲虛. 自汗出而惡寒. 數爲痛.

振而寒慄. 微弱在關. 胸下爲急.」

「少陰病. 脉微. 不可發汗. 亡陽故也. 陽已虛. 尺中弱濇者. 復不可下之.」

「得病二三日. 脉弱. 無太陽柴胡證. 煩躁心窩痞. 至四日. 雖能食. 以承氣湯.」

『辨可下病脉證』

「得病二三日. 脉弱. 無太陽柴胡證. 煩躁. 心窩痞. 小便利. 屎定鞕. 宜大承氣湯.」

『辨發汗吐下後病脉證』

「太陽病. 二三日. 不能臥. 但欲起. 心窩必結. 脉微弱者. 此本有寒分也. 反下之. 若利止.

必作結胸. 未止者. 四日復下之. 此作恊熱利也.」

「太陽病. 寸緩關浮尺弱. 其人發熱汗出. 復惡寒. 不嘔. 但心窩痞者. 此以醫下之也.」

『金匱要略・痙濕暍病脉證』

「太陽中暍. 身熱疼重. 而脉微弱. 此以夏月傷冷水. 水行皮中所致也. 一物瓜蔕湯主之.」

『金匱要略・中風歷節病脉證』

「寸口脉沈而弱. 沈即主骨. 弱即主筋. 沈即爲腎. 弱即爲肝. 汗出入水中. 如水傷心.

歷節黃汗出. 故曰歷節.」

「少陰脉浮而弱. 弱則血不足.」

『金匱要略・血痺虛勞病脉證』

「男子脉浮弱而濇. 爲無子. 精氣清冷.」

「男子平人. 脉虛弱細微者. 善盜汗也.」

17 芤脈、革脈

17-i 芤脈（陽中陰）

『脈経』芤脈. 浮大而軟. 按之中央空. 両辺実。

芤：浮大にして軟（やわ）らかく、按じて中央虚両端実する。

■ 形状

芤は草＋孔で作られ「孔」は「あな、大きい、むなしい、通る」と字源で述べられている。そしてそのような形状の草（植物）、つまり葱に代表される植物をモチーフにして作られた記号が芤脈である。『脈経』に「浮大而軟. 按之中央空. 両辺実.」と述べられている様に、芤脈は脈管の中心が通ってない様に感じる形状をしている。そして主病も「主失血」で統一されて他論を述べている医家はいない。では実際にはどれだけ出血すれば芤脈を表すのだろう。生理学では「500mlまでの出血に対しては調節作用が働いて血圧の低下はある程度補償される。」と記されているが、東洋医学とリンクして考えると、芤脈の形状は**出血による代償性の緊張、或いは出血により低下する血圧をリカバリーする為に生体が防御した結果現れた脈状**と理解する。芤脈は浮脈大而軟（濡）で表されるが、この浮脈大でその代償が証明される。そして実際に出血するのであるから、モノの総量が一時的に脈外へ流出する為に中空の形状になる。

芤脈抜粋

『傷寒論・辨脈法』

「脉弦而大. 弦則爲減. 大則爲芤. 減則爲寒. 芤則爲虛. 寒虛相搏. 此名爲革.」

「問曰. 病有戰而汗出. 因得解者. 何也.

答曰. 脉浮而緊. 按之反芤. 此爲本虛. 故當戰而汗出也. 其人本虛. 是以發戰. 以脉浮.

故當汗出而解也. 若脉浮而數. 按之不芤. 此人本不虛. 若欲自解. 但汗出耳. 不發戰也.」

『傷寒論・平脈法』

「趺陽脉浮而芤. 浮者衞氣虛. 芤者榮氣傷. 其身體. 肌肉甲錯. 浮芤相搏. 宗氣微衰.

四屬斷絶.

四屬者. 謂皮肉脂髓. 倶竭. 宗氣則衰矣.」

『金匱要略・辨痓濕暍脉證』

「太陽中暍者. 發熱惡寒. 身重而疼痛. 其脉弦細芤遲. 小便已洒洒然毛聳. 手足逆冷.

小有勞. 身即熱. 口開前板齒燥.」

『傷寒論・辨陽明病脉證』

「脉浮而芤. 浮爲陽. 芤爲陰. 浮芤相搏. 胃氣生熱. 其陽則絶.」

『金匱要略・痙濕暍病脉證』

「太陽中熱者. 暍是也. 汗出惡寒. 身熱而渴. 白虎加人參湯主之.」

『金匱要略・血痺虚勞病脉證』

「少腹弦急. 陰頭寒. 目眩. 一作目眶痛髪落. 脉極虚芤遲. 爲清穀亡血失精.
脉得諸芤動微緊. 男子失精. 女子夢交. 桂枝龍骨牡蠣湯主之.」

『金匱要略・驚悸吐衄下血胸滿瘀血病脉證』

「寸口脉動而弱. 動即爲驚. 弱則爲悸.
師曰. 尺脉浮. 目睛暈黄. 衄未止. 暈黄去. 目睛慧了. 知衄今止. 又曰.
從春至夏衄者太陽. 從秋至冬衄者陽明.」

「衄家不可汗. 汗出必額上陷. 脉緊急. 直視不能眴. 不得眠. 病人面無血色. 無寒熱.
脉沈弦者衄. 浮弱手按之絶者下血. 煩欬者必吐血. 夫吐血欬逆上氣. 其脉數而有熱.
不得臥者死.」

「夫酒客欬者. 必致吐血. 此因極飲過度所致也.」

「寸口脉弦而大. 弦則爲減. 大則爲芤. 減則爲寒. 芤則爲虚. 寒虚相擊. 此名曰革.」

「婦人則半産漏下. 男子則亡血. 亡血不可發其表. 汗出則寒慄而振.
病人胸滿. 脣痿. 舌青. 口燥. 但欲漱水. 不欲嚥. 無寒熱. 脉微大來遲. 腹不滿.
其人言我滿. 爲有瘀血. 病者如熱状. 煩滿. 口乾燥而渴. 其脉反無熱. 此爲陰伏.
是瘀血也. 當下之. 火邪者. 桂枝去芍藥加蜀漆牡蠣龍骨救逆湯主之.」

『金匱要略・婦人姙娠病脉證』

「寸口脉弦而大. 弦則爲減. 大則爲芤. 減則爲寒. 芤則爲虚. 寒虚相搏. 此名曰革.
婦人則半産漏下. 旋覆花湯主之.」

17- ii　革脈（陰）

『脈経』革脈. 有似沈伏. 實大而長微弦。
革：按ずれば鼓の如く實大にして堅い。

■ 形状

『頻湖脈学』に「革脈弦而芤. 如按鼓皮.」と述べられている以外に他論はない。
愚木は臨床で革脈を認識したことがないが、文献から**革脈は芤脈の浮脈大が脈弦
に変わった**のだろう。具体的には芤脈が浮の位置で大きく触れ、しかも軟らかい
形状を示しているのに対し、革脈は沈の位置で弦脈の如く堅く、しかも大きいが
中空である脈状を指す。しかし『脈経』にもあるように考証的には實脈と鑑別し

なければならないが、臨床的には所見が明らかに異なるので識別は容易である。

革脈抜粋

『傷寒論・辨脈法』

　「脉弦而大．弦則爲減．大則爲芤．減則爲寒．芤則爲虚．寒虚相搏．此名爲革．
　　婦人則半産漏下．男子則亡血失精．」

『傷寒論・辨不可下病脉證』

　「下利脉大者．虚也．以強下之也．設脉浮革．腸鳴者．屬當歸四逆湯．
　　下利脉大者．虚也．以強下之故也．設脉浮革．因爾腸鳴者．屬當歸四逆湯．脉弦而大．
　　弦則爲減．大則爲芤．減則爲寒．芤則爲虚．虚寒相搏．此名爲革．婦人則半産漏下．
　　男子則亡血失精．虚勞裏急．悸．衄．腹中痛．夢失精．四肢痠疼．手足煩熱．咽乾口燥．
　　小建中湯主之．」

『金匱要略・驚悸吐衄下血胸滿瘀血病脉證』

　「寒虚相擊．此名曰革．」

『金匱要略・婦人姙娠病脉證并』

　「寸口脉弦而大．弦則爲減．大則爲芤．減則爲寒．芤則爲虚．寒虚相搏．此名曰革．
　　婦人則半産漏下．旋覆花湯主之．」

■ 芤脈と革脈の意味

　『傷寒論』『金匱要略方論』では芤脈と革脈ともに**同じ証治**で述べられている箇所がある。それは

　『弁脈法』『驚悸吐衄下血胸滿瘀血病脉證治』『血痺虚勞病脉證』『婦人姙娠病脉證并治』にある「脉弦而大．弦則爲減．大則爲芤．減則爲寒．芤則爲虚．寒虚相搏．此名爲革．」の条文で、愚訳は「脈が弦を示して大脈を兼ねる場合は胃気を減らす病邪の侵入を示すが、この大脈は通常ではありえないモノが侵入していることを示して、生体に必要なモノが虚して体外に出されたことがわかる。そしてこれにより必要不可欠な胃気の絶対数が減る為に身体は寒く感じ、体外にモノが出る為脈管も空虚になるのである。この時身体が寒いのでこれ以上温度が奪われない様に緊張して硬くなってもモノがない為に空虚になる。この脈を革脈と言う。」となる。

- この文から**芤脈は身体の外に出されたモノの数量**、または**身体を構成するモノが流出したことにより空虚から弛緩していることを表す脈状**である。
- 「革」は「かわ、あらたまる」と字源で述べられ、易の六十四卦の１つである。この卦は☱（上）☲（下）で上卦の兌が沢（水）、下卦の離が火を意味し、

火が水を蒸発させる変革を生む現象をモチーフにする。余談で古来戊牛、辛
酉、甲子の歳ごとに元号を変えていたのはこのことに由来する。このように
革はその事象により元の姿とは変わってしまうことを指す。これより**革脈は
モノ不足で陽気も奪われたことで流体が維持出来ず萎縮した場合に現れる脈**
である。

『脈経』には「三部脈革. 長病得之死. 新病得之生.」

『瀕湖脈学』には「此尤脈. 二脈相合. 故為亡血精之候。表邪有余.
而内側不足. 外側繃急. 内側空虚也. 表有寒邪. 故弦急之象. 惟中機気血. 故空
虚之象。革脈. 弦而尤. 如按鼓.」とある。

18　牢脈（陰中陽）

牢は牛等の家畜を飼うオリの意味から硬いと言う意味がある。つまり牢脈は
硬い脈であるから、何により脈管が堅くなっているのかを考える。『弁脈法』に
「寒則牢堅.」とあり、多くの医家は「硬くさせているモノは寒邪である」と述
べている。そして侵入した寒邪は体表面に憑依して主表の太陽の陽気を奪う程度
の**弱い寒邪**ではなく、体内臓器が有する陽気を蝕む程度の**強い寒邪に侵された場
合に出現する脈状**を言う。また牢脈は沈実大長弦の複合脈で作られる。

牢脈抜粋

『難経・四難』

　「牢而長者. 肝也.」

『難経・十七難』

　「病若吐血. 復鼽衄血者. 脉當沈細. 而反浮大而牢者. 死也.」

『難経・四十八難』

　「脉之虚實者. 濡者爲虚. 緊牢者爲實.」

『傷寒論・平脉法』

　「風則浮虚. 寒則牢堅. 沈潜水滀. 支飲急弦. 動則爲痛. 數則熱煩.」

19　伏脈（陰）

『脈経』伏脈. 極重指按之. 着骨乃得.

伏：甚だ重く骨の際にあり筋肉の間にあるように感じる。浮中位では触れない。

『診家枢要』に「伏為陰陽潜伏.」

『景岳全書』に「此陰陽潜伏. 阻膈閉塞之候.」

『脈訣』に「伏者陰也. 主毒気閉塞三関.」

『診家枢要』に「関膈閉塞之候.」

『脈訣刊誤集解』に「伏主毒気閉蔵三関.」

『脈理求真』に「伏為阻膈閉塞之候.」

- 寸口部の伏脈で見る症状は胸満、胸悶。
- 関上部の伏脈で見る症状は溏泄。
- 尺中部の伏脈で見る症状は疝。と各書で述べられている。

　生体は『難経一難』で述べられている如く「中焦に入った水穀が上・下焦に循環されて外界との交換を行ない、体外に排泄していく過程の中で生長化収蔵が行なわれる。」のであるが、陽気が骨近くまで押圧して探らなければわからない程潜伏し、しかも脈管を維持出来ない程三焦間でモノの収受が行なわれずに閉塞している極めて悪い状況である。つまり陰陽両気は互いに相互関係にあることから、陰気だけが毀損して陽気は正常にあるとか、その逆に陽気が極端に衰亡しているが陰気の流通には何も支障がないとかの生理状況には決してならない。必ず陰気の虚渇は陽気の衰亡を見るのである。このことから『脈経』では陰陽別々にスポットを当てて伏脈を表す原因を虚実で鑑別している。**伏脈は陰陽が裏に潜伏し上中下の三焦間で流通が行なわれなくなった場合に現れる脈**である。

■ 実証の伏脈

- 『脈経』は「寒熱により気機壅塞、気血鬱結して流体が維持出来ず筋骨を按じても得られず。」
- 『瀕湖脈学』は「火邪が内鬱しても正気にそれを追い出すだけの力がなく、陽証が極まって陰証に似る場合は大汗すれば治る。」と述べている。

■ 虚証の伏脈

- 『脈経』は「久病により気血が毀損して元陽が大変傷付き、血脈を運行させる力が陽気になく昇発しないことにより筋骨を按じても得られず。」
- 『瀕湖脈学』は「既に陰邪により侵されている時に傷寒にかかった場合は、先の陰邪により裏の陰気が毀損され、後の陽邪により表の陽気が乾かされてしまったのであるから陰陽表裏共に虚している。このとき四肢厥逆して六脈

すべて伏し乾姜や附子を投与しても関元に灸を行なっても伏脈が戻らず、しかも太谿や衝陽穴の動脈部でも拍動しなければ死である。」

このように伏脈は虚実の鑑別を要するが、多くの医家が陰脈で分類させていることから、陽病として邪気を除く方向で考えて対処するのではなく、**先ず流行するモノを作る為に陰気の気味を与え、それに対し陽気がどのように動くかを見てその後の治療を判断すればよい。充分に補ってから余剰を除くのはどの病気に対しても基本である。**特にこのような疾病では順序は決して間違ってはいけない。

伏脈抜粋

『素問・經脉別論』

「太陰藏搏言伏鼓也.」

『難経・十八難』

「肺脉雖不見. 右手脉當沈伏. 假令脉結伏者. 内無積聚. 脉不結伏. 有痼疾.」

『金匱要略・痙濕暍病脉證』

「脉如故. 反伏弦者痙. 夫痙脉. 按之緊如弦. 直上下行. 一作築築而弦.

脉経云. 痙家其脉伏堅. 直上下. 痙病. 有灸瘡難治.

脉經云. 痙家其脉伏堅. 直上下.」

『金匱要略・痰飮欬嗽病脉證』

「病者脉伏. 其人欲自利. 利反快. 雖利心窩續堅滿. 此爲留飮欲去故也. 甘遂半夏湯主之.」

『金匱要略・水氣病脉證』

「夫水病人. 目下有臥蠶. 面目鮮澤. 脉伏. 其人消渴. 病水腹大. 小便不利.」

20　急脈

急は及 + 心で「追いつく、迫る、心がある事物に聚まって他を省みる余裕が無いこと、短気、危うい、速い、慌ただしい」である。歴代の医家に急脈を解釈した者はいないが、

『四言挙要』には「気口急滑」「**沈急凶殃**」「疝気弦急」「**牢急者生**」「**弱急者死**」と記載されて、急脈は陽脈であることを説明している。

- **沈急凶殃**　沈脈は三蔵間で作られた流体エネルギーが減少して脈圧を作れないにもかかわらず、心が反応してその速さを増しているので凶である。
- **牢急者生**　牢脈は強い寒邪により様々の表症が引き起こされた時に出現するが、そのとき心がその寒邪に対して反応するので、牢と急が同じ意味に使わ

れている故に生は宜しとする。

- **弱急者死** 弱脈は陰気の収斂が不足して水が不足している場合で、尚且つ心が旺気しているのであるから凶である。

この文献と古典で述べられている事柄から四大古典で使われている急は、①ひきつる、②すぐに、③速い、の三つで使われている。

- **ひきつる**は「筋或いは脈の実際の長さが短くなる」ことを指し、この意味で使われているのは、

『素問・五臓生成論』の「辛い物の多食は多汗し、筋中の水気が蒸泄して筋肉がひきつる。」

『素問・挙痛論』の「寒気が脈外に客した時は経脈や脈管の形や長さが縮んで、その中を流体するモノの通りが悪くなって…種々の痛みが出現する。」

『傷寒論・太陽病脈證』の「太陽病を罹患している患家に発汗法を行った。すると汗が止まらなくなり、惡風、小便難. 四肢が僅かに痙攣して屈伸しにくくなった。この場合は桂枝加附子湯が主治する。」

『傷寒論・太陽病脈證』の「脉弦を表す場合は必ず兩脇拘急する。」

『傷寒論・弁脈法』の「陰脈が弱を表す場合は則ち血虚で、血虚では筋が引き攣る。」で、これらは全て**ひきつる**で読まれている。この急は形を有するモノの長さが短くなったことを表している。

- **すぐに**は「時間的に速やかに」とか「直ぐにでも」を指し、この意味で使われているのは、『素問・蔵気法事論』の「直ぐに甘いモノを食べて之を緩めるとよい。」で、これは急病に対しての治法で使われている。
- **はやい**は「脈管を流体するモノの動きが速い」ことを指し、この意味で使われているのは、『素問・脈要精微論』の「心脈が急（速い）の場合は如何にとの問いに、それは心疝という少腹に常に形がある病気である。」

『素問・平人気象論』の「脈が急（速い）の場合は疝瘕少腹痛がある。」

『難経・十難』の「心脈が微急の場合は胆の邪が小腸を乾かすからである。これは胆の邪が母子関係の心に剛柔の法則で二次的に影響を及ぼした場合は微かに急する。」これは痛により間接的に心に負担が生じて流体内容物が速く動いた場合を述べている。

『傷寒論』の「傷寒で一日目は太陽が邪を受ける。この時脉靜の場合は傳わらない。しかし欲吐して躁煩し脉數急であれば傳わる。」また「衄家は不可發汗である、汗出すれば必ず額上陥、脉急緊となる。」

『金匱要略方論』の「寒冷の気候を心が感じて脈が速くなった場合は…。」と述べられている様に、明らかに数脈の速さとは異なる意味で使われている。

- 数脈は細胞内代謝率が上昇して体内の水気が乾かされた場合に現れる脈。
- 急脈は物理的燃焼による原因ではなく、**無形の影響を受けて心が主動し他の臓器に命令を出す前に反応した場合に現れる脈**で、これより同じ上焦にある肺に直ぐに伝わり呼吸数の増加を見る。

しかし『霊枢』の「六祖脈の緩急」はこの意味では使われていない。「六祖脈の急」は細胞や脈管が引き攣る場合を想定し緩脈と対比して用いられている。

急脈抜粋

『素問・五陰陽別論』

「勝急曰絃.」

『素問・五藏生成論』

「多食辛. 則筋急而爪枯.」

『素問・脉要精微論』

「帝曰. 診得心脉而急. 此爲何病. 病形何如.

岐伯曰. 病名心疝. 少腹當有形也.

『素問・平人氣象論』

「脉盛滑堅者. 病在外.

脉小實堅者. 病在内.

脉小弱以濇.　謂之久病.

脉滑浮而疾者.　謂之新病.

脉急者. 曰疝瘕少腹痛.

脉滑曰風.

脉濇曰痺.

緩而滑. 曰熱中.

盛而緊. 曰脹.

脉從陰陽. 病易已.

脉逆陰陽. 病難已.

曰肝病. 死肝脉. 來急益勁.」

『素問・玉機眞藏論』

「秋脉者肺也. 西方金也. 萬物之所以收成也. 故其氣來輕虚以浮. 來急去散. 故曰浮.

反此者病病筋脉相引而急. 病名曰瘈立死. 其見人者. 至其所不勝之時. 則死.

急虚身肝脉至. 中外急. 如循刀刃責責然. 如按琴瑟弦.」

『素問・藏氣法時論』

「肝苦急. 急食甘以緩之.

　心苦緩. 急食酸以收之.

　脾苦濕. 急食苦以燥之.

　腎苦燥. 急食辛以潤之.

　肝欲散. 急食辛以散之.

　心欲耎. 急食鹹以耎之.

　脾欲緩. 急食甘以緩之.

　肺欲收. 急食酸以收之.

　腎欲堅. 急食苦以堅之. 此五者有辛酸甘苦鹹. 各有所利.」

「或散或收. 或緩或急. 或堅或耎. 四時五藏病. 隨五味所宜也.」

『素問・通評虛實論』

「岐伯曰. 經絡皆實. 是寸脈急而尺緩也.

　岐伯曰. 其形盡滿者. 脈急大堅. 尺濇而不應也.

　岐伯曰. 喘鳴肩息者. 脈實大也. 緩則生. 急則死.

　帝曰. 癲疾何如.

　岐伯曰. 脈搏大滑. 久自已. 脈小堅急. 死不治.」

『素問・刺瘧篇』

「足陽明太陰. 瘧脈滿大急. 刺背兪.」

「瘧脈小實急. 灸脛少陰. 刺指井. 瘧脈滿大急. 刺背兪.」

『素問・擧痛論』

「寒氣客於脈外則脈寒. 脈寒則縮踡. 縮踡則脈絀急. 則外引小絡. 故卒然而痛.

　得炅則痛立止. 陰之脈. 厥陰之脈者. 絡陰器. 繫於肝. 寒氣客於脈中. 則血泣脈急.

　故脅肋與少腹相引痛矣.

　怒則氣逆. 甚則嘔血及飧泄. 故氣上矣.

　喜則氣和. 志達. 榮衞通利. 故氣緩矣.

　悲則心系急. 肺布葉擧. 而上焦不通. 榮衞不散. 熱氣在中. 故氣消矣.」

『素問・大奇論』

「肝脈小急. 癇瘈筋攣. 肝脈騖暴. 有所驚駭. 脈不至. 若瘖. 不治自已.

　腎脈小急. 肝脈小急. 心脈小急不鼓. 皆爲瘕. 腎肝并沈. 爲石水. 心脈搏滑急. 爲心疝.

　肺脈沈搏. 爲肺疝.」

「三陽急. 爲瘕.

　三陰急. 爲疝.

　二陰急. 爲癇厥.

　二陽急. 爲驚.」

「脾脈外鼓沈. 爲腸澼. 久自已.

　肝脈小緩. 爲腸澼.

胃脉沈鼓濇.　胃外鼓大.

心脉小堅急.　皆鬲偏枯.　男子發左.　女子發右.」

「脉至如偃刀.　偃刀者.　浮之小急.　按之堅大急.　五藏菀熟.　寒熱獨并於腎也.」

『素問・水熱穴論』

「春者木始治.　肝氣始生.　肝氣急.」

『素問・示從容論』

「脾虚浮似肺.　腎小浮似脾.　肝急沈散似腎.　此皆工之所時亂也血泄者.　脉急.　血無所行也.」

『素問・陰陽類論』

「至手太陰.　弦而沈急不鼓.　炅至以病.　皆死.」

『素問・解精微論』

「是以水流而涕從之者.　其行類也.　夫涕之與泣者.　譬如人之兄弟.　急則俱死.　生則俱生.」

『靈枢・邪氣藏府病形篇』

「帝曰.　　色脉已定.　別之奈何.

岐伯曰.　調其脉之緩急小大滑濇.　而病變定矣.

帝曰.　　調之奈何.

岐伯曰.　脉急者.」

『靈枢・禁服篇』

「不虚.　以經取之.　所謂經治者.　飲藥亦曰灸刺.　脉急則引.　脉大以弱.　則欲安靜.

用力無勞也.」

『靈枢・衞氣失常篇』

「診視其脉.　大而弦急.　及絶不至者.　及腹皮急.」

『靈枢・論疾診尺篇』

「審其尺之緩急小大滑濇.　肉之堅脆.　而病形定矣.」

『難経・十難』

「一脉爲十變者.　何謂也.

然.　五邪剛柔相逢之意也.　假令心脉急甚者.　肝邪干心也.　心脉微急者.　膽邪干小腸也.」

『難経・十三難』

「五藏有五色.　皆見於面.　亦當與寸口尺内相應.

色青.　其脉當弦而急.

色赤.　其脉浮大而散.

色黄.　其脉中緩而大.

色白.　其脉浮濇而短.

色黑.　其脉沈濡而滑.　此所謂五色之與脉.　當參相應也.」

『難経・十七難』

「病或有死.　或有不治自愈.　或連年月不已.　其死生存亡.　可切脉而知之耶.

然.　可盡知也.　診病.　若閉目不欲見人者.　脉當得肝脉.　強急而長.　而反得肺脉.

浮短而濇者．死也.」

『難経・五十八難』

　　「中風之脉．陽浮而滑．陰濡而弱．濕温之脉．陽濡而弱．陰小而急」

『傷寒論・辨脉法』

　　「陰脉弱者．則血虚．血虚則筋急也.」

『傷寒論・辨太陽病脉證』

　　「太陽病．發汗遂漏不止．惡風小便難．四肢急．難以屈伸．桂枝加附子湯主之.」

　　「傷寒一日．太陽受之．脉若靜者．爲不傳．頗欲吐．若躁煩．脉數急者．爲傳也.」

『傷寒論・辨太陽病脉證』

　　「衄家．不可發汗．汗出必額上陷．脉急緊．直視不能眴音喚．又胡絹切．下同．一作瞬．
　　不得眠.」

『傷寒論・辨不可發汗病脉證』

　　「衄家不可發汗．汗出必額上陷．脉急緊．直視不能眴」

『金匱要略・臟腑經絡先後病脉證』

　　「風令脉浮．寒令脉急．霧傷皮腠．濕流關節．食傷脾胃．極寒傷經．極熱傷絡.」

『金匱要略・驚悸吐衄下血胸滿瘀血病脉證』

　　「衄家不可汗．汗出必額上陷．脉緊急．直視不能眴．不得眠.」

21　代脈（陰）

　　『脈経』代脈．来数中止．不能自．因而復動。脈結者生．代者死。

　　代：往来数にして途中止まり、それが正常に戻る時とそうでない時とがある。

　　『中医学』では脈の拍動が止まる場合で、その止まり方に一定の規律があれば
代脈、規律がなければ結脈・促脈とすると定義付けられているが、古くより統一
の見解はない。それは『内経各篇』の代脈が病脈を指す場合と、そうでない場合
の２つのケースで述べられているからである。

■ 代脈は脾の脈として五臓脈の一つであると述べられている篇

- 　『素問・宣明五氣篇』の「五脉應象．肝脉絃．心脉鉤．脾脉代．肺脉毛．
　　腎脉石．是謂五藏之脉.」
- 　『靈枢・邪氣藏府病形篇』の「黄者．其脉代也.」

■ 代脈は病脈の一つであると述べられている篇

- 　『素問・脉要精微論』の「代則氣衰.」

- 『素問・平人氣象論』の「長夏胃微耎弱曰平. 弱多胃少曰脾病.
  但代無胃曰死.」
- 『素問・三部九候論』の「其脈代而鉤者. 病在絡脉.」
- 『霊枢・熱病篇』の「熱病七日八日. 脉微小. 病者溲血. 口中乾.
  一日半而死. 脉代者. 一日死.」
- 『霊枢・禁服篇』の「代則乍甚乍間. 盛則寫之. 虚則補之.
  緊痛則取之分肉. 代則取血絡. 盛則脹滿寒中食不化.
  虚則熱中出糜靡少氣溺色變. 緊則痛痹. 代則乍痛乍止盛則寫之. 虚則補之.
  緊則先刺而後灸之.　代則取血絡而後調之.」である。

これを受けて『傷寒論』『診家枢要』では

- 『傷寒論・辨太陽病脉證』には「傷寒脉結代. 心動悸. 炙甘草湯主之.」
  「脉來動而中止. 不能自還. 因而復動者. 名曰代.」
- 『診家枢要』には「代更代也.」
- 『周氏脈学四種』には「代は脾の本脈でただ軟弱であると古典では述べてい
  るが軟弱の脈とは何を指すのか、また何故に止まるのかを考える。脈動は本
  来一つであるが**脈管の形を指す陰とモノの動きを指す陽**の陰陽に分けること
  が出来る。

また『陰陽応象大論』の「左に昇り右に降りる」の生理に従い臓腑の気の昇降
も行なわれる。つまり**肝腎の二臓の気は昇り心肺の二臓の気は降りる**のであるが、
唯一中焦に有る脾気はこの臓腑位置から四象が上下に入れ替わる生理の枢紐を為
すのである。」

■ 愚解

『内経各篇』の「代脈が正常脈である」は、身体の中央に位置し**常にモノを代
えるという働き**から見た場合を指す。

『内経各篇』の「代脈が病脈であるとは」は、身体の中央に位置して常にモノ
が流通すればよいが、**脾が病んだ場合は流通が止まり上下にモノが入れ代われな
い場合に現れる脈**である。

代脈抜粋

『素問・脉要精微論』

「代則氣衰.」

『素問・平人氣象論』

「長夏胃微輭弱曰平. 弱多胃少曰脾病. 但代無胃曰死.」

『素問・三部九候論』

「其脉代而鉤者. 病在絡脉.」

『素問・宣明五氣論』

「五脉應象. 肝脉絃. 心脉鉤. 脾脉代. 肺脉毛. 腎脉石. 是謂五藏之脉.」

『靈枢・邪氣藏府病形篇』

「黃者. 其脉代也.」

『靈枢・熱病篇』

「熱病七日八日. 脉微小. 病者溲血. 口中乾. 一日半而死. 脉代者. 一日死.」

『靈枢・禁服篇』

「盛則爲熱. 虛則爲寒. 緊則爲痛痺.

代則乍甚乍間. 盛則寫之. 虛則補之. 緊痛則取之分肉. 代則取血絡.」

「盛則脹滿寒中食不化. 虛熱中出糜糜少氣溺色變. 緊則痛痺.

代則乍痛乍止. 盛則寫之. 虛則補之. 緊則先刺而後灸之. 代則取血絡而後調之.」

『靈枢・根結篇』

「所謂五十營者. 五藏皆受氣. 持其脉口. 數其至也.

五十動而不一代者. 五藏皆受氣.

四十動一代者. 一藏無氣.

三十動一代者. 二藏無氣.

二十動一代者. 三藏無氣.

十動一代者. 四藏無氣.

不滿十動一代者. 五藏無氣. 予之短期. 要在終始.

所謂五十動而不一代者. 以爲常也.」

『靈枢・五色篇』

「其脉滑大以代而長者. 病從外來.」

『傷寒論・辨太陽病脉證』

「傷寒脉結代. 心動悸. 炙甘草湯主之.」

「脉來動而中止. 不能自還. 因而復動者. 名曰代.」

22 結脈・促脈 (陰)

『脈経』結脈. 往来緩. 時一止復来。

結：往来緩にして時に一回止まる。

『脈経』促脈. 来去数. 時一止復来。

促：往来数にして時に一回止まる。

■ 西洋医学の期外収縮

結脈も促脈も心臓の拍動リズム異常を表す脈状である。心臓は自律神経の交感神経と副交感神経より分泌されるホルモンにより調節される。そして自律神経以外にも呼吸や情緒等により心拍数の増減を見る。また心筋の動きもナトリウム - カリウムポンプや、ナトリウム - カルシウムポンプのイオン電位差によって生じる波動にも影響を受ける。心臓に刺激が加わると絶対不応期以後に加えられた場合は正常拍動とは無関係に刺激が起こる。これを期外収縮と言い、期外収縮後の長い休止を代償性休止と言う。酸、アドレナリン、ジキタリス、ベラトリン、アコニチンなどは期外収縮を起こし易くなる。促脈は期外収縮に緩やかな細動が加わった場合を言う。(生理学抜粋)

■ 東洋医学の期外収縮

心臓は君主の官として四臓に対し命令すると共に四象に支えられて動かされている。『傷寒論』では結脈と促脈では使われている方剤が異なる。

- ▪ 結脈は炙甘草湯、抵当湯。
- ▪ 促脈は桂枝去芍薬湯、葛根黄芩黄連湯を使っている。

炙甘草湯も桂枝去芍薬湯もともに桂枝湯から芍薬を除いて作られる方剤で「体外に陰気が出されたことにより脈の流体が作れず脈促を表している場合」に処方する。つまり結脈も促脈も共に**陰分が体外に出て水が不足し、上焦を行る血が渇いた場合で現れるのは結脈**。その状態で**陰分が体外に出て水が不足し、上焦に熱が籠って心臓が不規則な拍動をした場合に現れるのは促脈**で分けている。

22- i 結脈

桂枝去芍薬湯は血中の水気を増す気味の地黄、阿膠を加えて血分の渇きを除いている。また血熱が強く血が渇いた場合は抵当湯を与えて瘀血を除いている。こ

れからも結脈は血の渇きによって生じる脈であるので、何時止まるかもわからず不規則になるのである。

22-ⅱ　促脈

　桂枝去芍薬湯の桂枝・甘草で上焦に衝き上げようとするモノを治し、大棗・生姜で津を生じさせて陽気の回復を図り心の動きの正常化を図るのである。このとき上焦熱が激しい場合は、この熱を除く目的で黄芩・黄連を用い寒涼させる。これからも促脈が上焦熱によって生じる脈であることがわかり、この熱により心の拍動が影響を受けなければ心拍数が乱れることはない。つまり①**上焦熱がある**。②**心が影響を受ける**という二つの条件が揃って生じる脈であるから、何時止まるかは影響を受ける程度に左右される為不規則になるのである。

結脈抜粋

『難経・十八難』

　「診在右脇有積氣. 得肺脉結. 脉結甚則積甚. 結微則氣微.

　結者. 脉來去時一止無常數. 名曰結也.

　假令脉結伏者. 内無積聚. 脉浮結者. 外無痼疾. 有積聚. 脉不結伏. 有痼疾. 脉不浮結.

　爲脉不應病. 病不應脉. 是爲死病也.」

『傷寒論・辨脉法』

　「脉來緩. 時一止. 復來者. 名曰結. 脉來數. 時一止. 復來者. 名曰促. 一作縱.

　脉陽盛則促. 陰盛則結. 此皆病脉.」

『傷寒論・辨太陽病脉證』

　「太陽病. 身黃. 脉沈結. 少腹鞕. 小便自利. 其人如狂者. 血證諦也. 抵當湯主之.」

　「太陽病身黃. 脉沈結. 少腹鞕. 小便不利者. 爲無血也. 小便自利. 其人如狂者. 血證諦也.

　抵當湯主之.」

『傷寒論・辨太陽病脉證』

　「傷寒脉結代. 心動悸. 炙甘草湯主之.」

　「脉按之來緩. 時一止復來者. 名曰結.」

『傷寒論・辨可吐』

　「病手足逆冷. 脉乍結. 以客氣在胸中. 心窩滿而煩. 欲食不能食者. 病在胸中. 當吐之.」

『傷寒論・辨可下病脉證』

　「太陽病. 身黃. 脉沈結. 少腹鞕. 小便不利. 其人如狂. 血證諦. 屬抵當湯證.」

『金匱要略・血痺虛勞病脉證』

　「炙甘草湯. 一云. 復脉湯. 治虛勞不足. 汗出而悶. 脉結. 悸. 行動如常. 不出百日危.

　急者十一日死.」

促脈抜粋

『傷寒論・辨脉法』

「脉來緩. 時一止. 復來者. 名曰結. 脉來數. 時一止. 復來者. 名曰促. 一作縱.
脉陽盛則促. 陰盛則結. 此皆病脉.」

『傷寒論・辨太陽病脉證』

「太陽病. 下之後. 脉促胸滿者. 桂枝去芍藥湯主之.」

「太陽病. 桂枝證. 醫反下之. 利遂不止. 脉促者. 表未解也. 喘而汗出者.
葛根黄芩黄連湯主之.」

「太陽病. 下之其脉促. 一作縱不結胸者. 此爲欲解也.」

『傷寒論・辨厥陰病脉證』

「傷寒脉促. 手足厥逆. 可灸之.」

『傷寒論・傷寒論・辨可發汗病脉證』

「太陽病. 桂枝證. 反下之. 利遂不止. 脉促者. 表未解也. 喘而汗出. 屬葛根黄芩黄連湯.」

『傷寒論・辨發汗吐下後病脉證』

「太陽桂枝證. 反下之. 利不止. 脉促. 喘而汗出者. 屬葛根黄芩黄連湯.」

23　動脈（陽）

『脈経』動脈. 見于関上. 無頭尾. 大如豆. 厥厥然動揺。

動：数脈の如く関上で出現し、上下頭尾なく大豆の如くゴツゴツと動く。

『弁脈法』に「陰陽相搏. 名曰動. 陽動則汗出. 陰動則發熱. 形冷惡寒者.
此三焦傷也. 若數. 脉見於關上. 上下無頭尾. 如豆大. 厥厥動搖者. 名曰動也.」
とある。

多くの医家も動脈の解釈はこの文を引用している。まとめると動脈は以下のようになる。

1.　陰陽相搏の脈である。

2.　関上位で出現する脈である。

3.　上下頭尾がない脈状である。

4.　豆ぐらいの大きさの脈である。

■ 陰陽相搏の脈

正常な陽気は下降し陰気は上昇する。この陰陽規律が体内で常に行なわれていれば病にはならない。しかしこの規律が乱れ陰陽の昇降が正常でなくなれば様々な病症を見る。その一つが**陰陽の衝突**である。これは『傷寒論』の膈に於いて陰陽が衝突した場合に対処する大陥胸湯証の客気動膈で、脈では関上位に表れる。つまりこの脈陰陽相搏は正気の陰陽ではなく客気の陰陽を指す。

■ 関上位で表す脈

身体部位、経穴には必ず種々の意味を表す名前がある。そして関上の関は**陰陽が交会する場所**につける名詞である。例えば関節は激しく動く所であると同時に、他よりも強い構造が要求される身体部位である。つまり"動く陽"と"作る陰"が正常に交会していなければ関節は動かず痛むのである。そして寸口・尺中の間に位置し、陰陽の両気が交会する関上の脈位に出現するのは、陰陽交会が正常にしていない事を表す脈状である。

■ 上下頭尾がない脈

上下は上焦・下焦を指し、頭尾はその場所より出ていないことを表す。即ち膈に邪が有り上下焦に症状が出現しても症状の場所が邪気の所在ではないということである。

■ 豆ぐらいの大きさの脈

動脈は陰陽が正常に交会せず膈で衝突する場合に見るのであるから、豆位の大きさの短脈に脈形は似るが、基本的に脈の出現条件が異なり病症も違うので鑑別は容易である。これは陰陽相搏により出現する脈であるから、邪気の性状による虚実は考察しなければならない。

- 実証の動脈は有力で滑数脈を兼ねる。
- 虚証の動脈は無力で胃の気が極端に虚している。

つまり**動脈は陰陽の両気が正常に働くことが出来なくなった場合に現れる脈状**で「痛・驚で見る」とあるのは、正常に動く事が出来ない程の激しい痛み、具体的には激しい疼痛や驚きにより陰陽両気が正常に動かず、呼吸や心拍が乱れ失神する様な場合である。つまり日常で起こる脈と解釈してもよいが、短い時間や感

情で出現する動脈は危症にはならないが、久病の慢性で見る動脈は注意が必要である。

動脈抜粋

『霊枢・論疾診尺論』

「女子手少陰脈動甚者. 姙子.」

『霊枢・熱病篇』

「熱病七日八日. 脉口動. 喘而短者. 急刺之. 汗且自出. 淺刺手大指間.」

『難経・五十五難』

「積者. 陰氣也. 聚者. 陽氣也. 故陰沈而伏. 陽浮而動. 氣之所積. 名曰積. 氣之所聚. 名曰聚.」

『傷寒論・辨脉法』

「凡脉大浮數. 動滑. 此名陽也. 脉沈濇弱弦微. 此名陰也.」

「陰陽相搏. 名曰動. 陽動則汗出. 陰動則發熱. 形冷惡寒者. 此三焦傷也. 若數. 脉見於關上. 上下無頭尾. 如豆大. 厥厥動搖者. 名曰動也.」

『傷寒論・平脉法』

「風則浮虛. 寒則牢堅. 沈潜水滀. 支飲急弦. 動則爲痛. 數則熱煩.」

「凡得病厥. 脉動數. 服湯藥更遲. 脉浮大減小. 初躁後靜. 此皆愈證也.」

『傷寒論・辨太陽病脉證』

「太陽病. 脉浮而動數. 浮則爲風. 數則爲熱. 動則爲痛. 數則爲虛. 頭痛發熱. 微盗汗出. 而反惡寒者. 表未解也. 醫反下之. 動數變遲. 膈内拒痛. 一云. 頭痛即眩. 胃中空虛. 客氣動膈. 短氣躁煩. 心中懊憹. 陽氣内陷. 心窩因鞕. 則爲結胸. 大陷胸湯主之.」

『傷寒論・辨不可發汗病脉證』

「諸脉得數動微弱者. 不可發汗. 發汗則大便難. 腹中乾. 一云. 小便難. 胞中乾. 胃躁而煩. 其形相象. 根本異源.」

『傷寒論・辨發汗吐下後病脉證』

「太陽病. 脉浮而動數. 頭痛發熱. 盗汗惡寒. 反下之. 膈内拒痛. 短氣躁煩. 心中懊憹. 心窩因鞕. 則爲結胸. 屬大陷胸湯證.」

『金匱要略・臟腑經絡先後病脉證』

「寸口脉動者. 因其王時而動. 假令肝王色青. 四時各隨其色. 肝色青而反色白. 非其時色脉. 皆當病.」

『金匱要略・血痺虛勞病脉證』

「脉得諸芤動微緊. 男子失精. 女子夢交. 桂枝龍骨牡蠣湯主之.」

『金匱要略・驚悸吐衄下血胸滿瘀血病脉證』

「寸口脉動而弱. 動即爲驚. 弱則爲悸.」

24 散脈（陰）

『脈経』散脈. 大而散。散者. 気実血虚. 有表無裏。

散：根なく大にして指下に散ず。

■ 正常脈の場合

『脈決』には「緩慢不収.」『診家枢要』には「散不聚也.」と述べられているが、散脈は脈の形が維持出来るほど陰気が収斂しない脈状を言う。つまり陽気が散って陰気を聚められずに脈管の境界が不明確に感じられる形状を指す。そして正常範囲の散脈は陽気の力が強い夏の季節脈を表す脈状で、例えると炎天で生じる陽炎で考えると理解出来る。このように集約せず一切の拘束を受けない脈状であるから上焦の心を表現する。そして肺を表現する毛脈も質量を有さない脈状であるが、その鑑別は**散脈が身体を構成する水に熱が加わって気化した事で出現するのに対し、毛脈は肺が自ら収斂して水気の質量が無くなる事で出現する脈状である。**

■ 病脈の場合

▪ 寸口或いは浮位で見る散脈は外部からの熱により生じる。

▪ 尺中或いは沈位で見る散脈は『素問・脈要精微論』の「形を有するモノを候う部位」で形が既に無くなっているのであるから「至今不復也.」と言う。つまり病症で出現する**散脈は熱病の程度を表して、水気が渇いて陽炎を出現させる程度に激しい熱病の場合に現れる脈状**である。

散脈抜粋

『素問・脉要精微論』

「心脉搏堅而長. 當病舌卷不能言. 其耎而散者. 當消環自已.

肺脉搏堅而長. 當病唾血. 其耎而散者. 當病灌汗. 至今不復散發也.

肝脉搏堅而長. 色不青. 當病墜若搏. 因血在脇下. 令人喘逆. 其耎而散. 色澤者.

當病溢飲. 溢飲者. 渇暴多飲. 而易入肌皮腸胃之外也.

胃脉搏堅而長. 其色赤. 當病折髀. 其耎而散者. 當病食痺.

脾脉搏堅而長. 其色黄. 當病少氣. 其耎而散. 色不澤者. 當病足䯒腫. 若水状也.

腎脉搏堅而長. 其色黄而赤者. 當病折腰. 其耎而散者. 當病少血. 至今不復也.」

「沈細數散者. 寒熱也. 浮而散者. 爲眴仆.」

『素問・玉機眞藏論』

　「秋脉者肺也. 西方金也. 萬物之所以收成也. 故其氣來輕虛以浮. 來急去散. 故曰浮.」

『素問・示從容論』

　「夫脾虛浮似肺. 腎小浮似脾. 肝急沈散似腎. 此皆工之所時亂也.」

『靈枢・熱病篇』

　「七日八日. 脉不躁. 躁不散數.」

『難経・四難』

　「浮而大散者. 心也.」

『難経・十三難』

　「色赤. 其脉浮大而散.」

　「當與寸口尺内相應. 其不相應者病也. 假令色青. 其脉浮濇而短. 若大而緩. 爲相勝.

　　浮大而散. 若小而滑. 爲相生也.」

『難経・四十九難』

　「其病身熱而煩. 心痛. 其脉浮大而散.」

『難経・五十八難』

　「熱病之脉. 陰陽俱浮. 浮之滑. 沈之散濇.」

『傷寒論・辨脉法』

　「傷寒欬逆上氣. 其脉散者死.」

3 合診集

1 脈診部位

『四大古典』には十二経脈診、三部九候脈診、人迎寸口診、寸口脈診、趺陽脈診、少陰脈診、寸口趺陽脈診、趺陽少陰脈診、寸口尺膚診等の脈診がある。現代は橈骨動脈部で診る脈診が主流であるが、しかし脈診は動脈拍動部の状況により診察するのであるから、手部に限らず全身各所の拍動で診てもよいし、拍動位置と脈状を合わせて体内の様子を候い処置を加える方法も手法の一つである。

i 十二経脈診

上肢六経脈流注で拍動が触れ易い部位の脈状と、その経絡・臓腑の働きを関連させて診察する方法を言う。具体的に肺経脈上で拍動が触れ易い場所は**太淵**穴から**魚際**穴にかけてであるが、左右の経脈を診て仮に右拍動部が浮大の脈状を表していれば①**右側**、②**肺経**、③**浮大**の三点を合わせて**邪気の侵入に対して生体が防御反応を起こした結果の脈状**を理解しなければならない。つまり発汗や排泄の有無を含む全身状況を確認して病機を認識し鍼灸・投薬の選択と処置を行なえばよい。この方法は左右十二経脈絡の二十四の拍動を診て総合し、全身の状況を考案するので一般の診察には不向きである。これは経脈から病機を考える必要がある場合に有効な脈診法である。

次ページの一覧表より気付くことは
- 胃経（造血）と肝経（蔵血）が同じ胃経を直下する脛骨動脈の拍動で診る。
- モノを多く含み流通させて恒常性を維持する働きを担う小腸経（総頚動脈）と三焦経（内頚動脈）の拍動が、多くの栄養素を血中に混入させて濃度が高く脳を直接養う動脈の拍動で診る。
- モノを作る脾経の拍動が、同じモノを造り体幹へ戻す作用を為す脚部・鼠径部にある大腿動脈の拍動で診る。
- 外邪の侵入に対し防御する衛気を担う膀胱経が、同じ外界の病原菌に対して反応防御するリンパ節にある膝窩動脈の拍動部で診る。
- 腎経は臍傍を流注するので腹大動脈の拍動である肓兪穴で本来は診るが、立位に於ける最下の後脛骨動脈で診るのは、陰気を上げて陽気と交流を図る時

十二経脈の動脈拍動経穴

肺経	橈骨動脈	太淵穴
大腸経	橈骨動脈	陽谿穴
胃経	背側中足動脈	衝陽穴
脾経	大腿動脈	衝門穴
心経	尺骨動脈	神門穴
小腸経	総頚動脈	天窓穴
膀胱経	膝窩動脈	委中穴
腎経	後脛骨動脈	太谿穴
心包経	浅掌動脈弓	労宮穴
三焦経	内頚動脈	和髎穴
胆経	腓骨動脈	懸鍾穴
肝経	背側中足動脈	太衝穴

の力を太谿穴の拍動部で診るからである。

▪ 明確な心臓拍動部で診るので心包経が最も正確で忠実であるが、両手を真直ぐ上げて手掌を頭よりも高く立つ本来の姿で見た場合、労宮穴しか陽気を下に降ろして陰気との交流を図る陰陽法則が当てはまらない。そして最上と最下に位置する労宮穴と太谿穴の合診により陰陽交流を診る。

▪ 大動脈弓、上腕動脈の分枝が肺経、大腸経の橈骨動脈と心経の尺骨動脈であるから、他経絡脈よりも二経の拍動は大変近く心拍動の影響が直ぐに伝わり易い。『難経』脈診は解剖的にも理由がある。

2 各脈部の意義

　素問族の三部九候診法と霊枢族の**人迎気口診法**は、共に現代の臨床では頻発に用いられていない。それは『素問』『霊枢』が篇集された時代や民族が大きく影

響している。本書は**実用の脈法**をテーマに書いている事と、両法は既に丸山昌朗
『鍼灸医学と古典の研究』、藤木俊郎『鍼灸医学源流考』両先生の著書に詳しい
ので、愚木は各拍動の持つ意味について述べる。

ⅱ-1　人迎脈部

　人迎部は総頚動脈が拍動する。この動脈は心臓から直ぐの動脈で脳を栄養する
血管である。『素問』『霊枢』には「人迎者．胃脈也．」とある。これは**胃の気を
候う脈法**と明記されている。

人迎脈抜粋

『素問・六節藏象論』

　「人迎一盛．　病在少陽．

　　　　二盛　病在太陽．

　　　　三盛　病在陽明．

　　　　四盛　已上爲格陽．

　　寸口一盛．病在厥陰．

　　　　二盛　病在少陰．

　　　　三盛　病在太陰．

　　　　四盛已上爲關陰．

　　人迎與寸口俱盛．四倍爲關格．關格之脉羸．不能極於天地之精氣．則死矣．」

『素問・腹中論』

　「病熱者陽脉也．以三陽之動也．

　　人迎一盛少陽．

　　二盛太陽．

　　三盛陽明入陰也．

　　夫陽入於陰．故病在頭與腹．乃䐜脹而頭痛也．」

『素問・病能論』

　「診此者．當候胃脉．其脉當沈細．沈細者氣逆．逆者人迎甚盛．甚盛則熱．」

　「人迎者．胃脉也．逆而盛．則熱聚於胃口而不行．故胃脘爲癰也．」

『素問・奇病論』

　「有癃者．一日數十溲．此不足也．身熱如炭．頸膺如格．人迎躁盛．喘息氣逆．此有餘也．」

『素問・至眞要大論』

　「人迎與寸口相應．若引繩．小大齊等．命曰平．陰之所在．」

『素問・陰陽類論』

　「一陽者．少陽也．至手太陰．上連人迎．弦急懸不絶．此少陽之病也．」

『靈枢・終始篇』

「持其脉口人迎. 以知陰陽有餘不足. 平與不平. 天道畢矣. 所謂平人者不病.

不病者. 脉口人迎. 應四時也. 上下相應而俱往來也. 六經之脉. 不結動也.

本末之寒温之相守司也. 少氣者. 脉口人迎俱少. 而不稱尺寸也. 如是者. 則陰陽俱不足.

補陽則陰竭. 寫陰則陽脱.

人迎一盛.　　　病在足少陽.　一盛而躁.　病在手少陽.

人迎二盛.　　　病在足太陽.　二盛而躁.　病在手太陽.

人迎三盛.　　　病在足陽明.　三盛而躁.　病在手陽明.

人迎四盛. 且大且數. 名曰溢陽. 溢陽爲外格.

人迎與太陰脉口俱盛四倍以上. 命曰關格. 關格者. 與之短期.

人迎一盛. 寫足少陽. 而補足厥陰. 二寫一補. 日一取之. 必切而驗之. 疏取之上.

氣和乃止.

人迎二盛. 寫足太陽. 補足少陰. 二寫一補. 二日一取之. 必切而驗之. 疏取之上.

氣和乃止.

人迎三盛. 寫足陽明. 而補足太陰. 二寫一補. 日二取之. 必切而驗之. 疏取之上.

氣和乃止.」

『靈枢・熱病篇』

「熱病三日. 而氣口靜. 人迎躁者. 取之諸陽.」

『靈枢・禁服篇』

「寸口主中. 人迎主外. 兩者相應. 俱往俱來. 若引繩. 大小齊等. 春夏人迎微大. 秋冬寸口

微大. 如是者. 名曰平人.

人迎大一倍于寸口. 病在足少陽. 一倍而躁. 在手少陽.

人迎　二倍.　　　病在足太陽. 二倍而躁. 病在手太陽.

人迎　三倍.　　　病在足陽明. 三倍而躁. 病在手陽明.

盛則爲熱. 虛則爲寒. 緊則爲痛痺.　　　代則乍甚乍間.

盛則寫之. 虛則補之. 緊痛則取之分肉. 代則取血絡. 且其飲藥.

陷下則灸之. 不盛不虛. 以經取之. 名曰經刺.

人迎四倍者. 且大且數. 名曰溢陽. 溢陽爲外格. 死不治. 必審按其本末. 察其寒熱.

以驗其藏府之病.

寸口大于人迎一倍. 病在足厥陰. 一倍而躁. 在手心主.

寸口　　　二倍. 病在足少陰. 二倍而躁. 在手少陰.

寸口　　　三倍. 病在足太陰. 三倍而躁. 在手太陰.

盛則脹滿寒中食不化. 虛則熱中出糜糜少氣溺色變. 緊則痛痺.

代則乍痛乍止.

盛則寫之.　　　　虛則補之.　　　　　　緊則先刺而後灸之.

代則取血絡而後調之.

陷下則徒灸之. 陷下者. 脉血結于中. 中有著血. 血寒. 故宜灸之. 不盛不虚. 以經取之.

寸口四倍者. 名曰内關. 内關者. 且大且數. 死不治. 必審察其本末之寒温.

以驗其藏府之病. 通其營輸. 乃可傳于大數.

大數曰. 盛則徒寫之. 虚則徒補之. 緊則灸刺且飮藥.

陷下則徒灸之. 不盛不虚. 以經取之. 所謂經治者. 飮藥亦曰灸刺.

脉急則引. 脉大以弱. 則欲安靜.

用力無勞也.」

『霊枢・五色篇』

「人迎氣. 大緊以浮者. 其病益甚在外. 其脉口浮滑者. 病日進.

人迎沈而滑者. 病日損. 其脉口滑以沈者. 病日進在内.

人迎脉滑盛以浮者. 其病日進在外.

脉之浮沈. 及人迎與寸口氣. 小大等者. 病難已. 病之在藏. 沈而大者易已. 小爲逆.

病在府. 浮而大者. 其病易已. 人迎盛堅者. 傷於寒. 氣口盛堅者. 傷於食.」

『霊枢・陰陽二十五人篇』

「按其寸口人迎. 以調陰陽. 切循其經絡之凝濇. 結而不通者. 此於身皆爲痛痺. 甚則不行. 故凝濇.

『論疾診尺篇』

「人迎大者. 當奪血. 尺堅大. 脉小甚. 少氣悗. 有加立死.」

ⅱ-2　寸口脈部

　『素問』『霊枢』には「脈口」と「寸口」の２つの記載があるが、どちらも前腕橈骨動脈の拍動を指すことは文面からして明確である。恐らくこれらが書かれた時代に「寸口」の名が統一されずそれぞれの作者に任せていたのだろう。特に『霊枢・五色篇』では両方の記載がある。寸口部は後に『難経』によって位置付けが明確にされるが、それ以前は人迎脈や少陰脈と合診比較して用いられていた。そして『霊枢・禁服篇』では「寸口主中．人迎主外」、『素問・平人気象論』では「欲知寸口太過興不及．寸口脈中手…」と寸口部の橈骨動脈の拍動を指が感じ、その脈が短や長である場合で**他部の脈診と合診して病の進退寒熱を窺う脈法**である。この部は『難経脈診』の項（p-133）を参考にしていただきたい。

寸口脈抜粋
『素問・平人氣象論』

「欲知寸口太過與不及.」

「寸口脉. 中手短者. 曰頭痛.」

「寸口脉. 中手長者. 曰足脛痛.」

「寸口脉. 中手促上擊者. 曰肩背痛.」

「寸口脉. 沈而堅者. 曰病在中.」

「寸口脉. 浮而盛者. 曰病在外.」

「寸口脉. 沈而弱. 曰寒熱. 及疝瘕少腹痛.」

「寸口脉. 沈而橫. 曰脇下有積. 腹中有橫積痛.」

「寸口脉. 沈而喘. 曰寒熱.」

「脉盛滑堅者. 曰病在外.」

「脉小實而堅者. 病在内.」

『素問・離合眞邪論』

「其至寸口中手也. 時大時小. 大則邪至. 小則平. 其行無常處在陰與陽. 不可爲度.

從而察之. 三部九候. 卒然逢之. 早遏其路.

吸則内鍼. 無令氣忤. 靜以久留. 無令邪布.

吸則轉鍼. 以得氣爲故. 候呼引鍼. 呼盡乃去. 大氣皆出. 故命曰寫.」

『素問・至眞要大論』

「察陰陽所在而調之. 論言. 人迎與寸口相應. 若引繩. 小大齊等. 命曰平. 陰之所在.

寸口何如.

岐伯曰. 視歲南北. 可知之矣.」

『靈枢・經脉篇』

「寸口大三倍于人迎. 虛者. 則寸口反小于人迎也.」

『靈枢・禁服篇』

「寸口主中. 人迎主外. 兩者相應. 俱往俱來. 若引繩. 大小齊等. 春夏人迎微大.

秋冬寸口微大. 如是者. 名曰平人.

人迎大一倍于寸口. 病在足少陽. 一倍而躁. 在手少陽.

人迎二倍. 病在足太陽. 二倍而躁. 病在手太陽.

人迎三倍. 病在足陽明. 三倍而躁. 病在手陽明.

盛則爲熱. 虛則爲寒. 緊則爲痛痺. 代則乍甚乍間.

盛則寫之. 虛則補之. 緊痛則取之分肉. 代則取血絡. 且其飮藥. 陷下則灸之. 不盛不虛.

以經取之. 名曰經刺.

人迎四倍者. 且大且數. 名曰溢陽. 溢陽爲外格. 死不治. 必審按其本末. 察其寒熱.

以驗其藏府之病.

寸口大于人迎一倍. 病在足厥陰. 一倍而躁. 在手心主.

寸口二倍. 病在足少陰. 二倍而躁. 在手少陰.

寸口三倍. 病在足太陰. 三倍而躁. 在手太陰.

盛則脹滿寒中食不化. 虛則熱中出糜糜少氣溺色變. 緊則痛痺.

代則乍痛乍止.

盛則寫之.　　　　　　虚則補之.　　　　　　　緊則先刺而後灸之.

代則取血絡而後調之.

陷下則徒灸之. 陷下者. 脉血結于中. 中有著血. 血寒. 故宜灸之. 不盛不虚. 以經取之.

寸口四倍者. 名曰內關. 內關者. 且大且數. 死不治. 必審察其本末之寒温.

以驗其藏府之病. 通其營輸. 乃可傳于大數.

大數曰. 盛則徒寫之. 虚則徒補之. 緊則灸刺且飲藥. 陷下則徒灸之. 不盛不虚. 以經取之.

所謂經治者. 飲藥亦曰灸刺. 脉急則引. 脉大以弱. 則欲安靜. 用力無勞也.」

『靈枢・五色篇』

「其脉口　滑　以沈者　　病日進在內.

其人迎脉滑盛以浮者. 其病日進在外. 脉之浮沈. 及人迎與寸口氣. 小大等者. 病難已.」

『靈枢・動輸篇』

「氣之過于寸口也. 上十焉息. 下八焉伏. 何道從還. 不知其極.」

『靈枢・陰陽二十五人篇』

「按其寸口人迎. 以調陰陽. 切循其經絡之凝濇.

結而不通. 此於身皆爲痛痺. 甚則不行. 故凝濇. 凝濇者. 致氣以温之. 血和乃止.

其結絡者. 脉結血不行. 決之乃行.」

『靈枢・論疾診尺篇』

「人病. 其寸口之脉. 與人迎之脉. 小大等. 及其浮沈等者. 病難已也.」

脉口抜粋

『素問・通評虚實論』

「脉熱而尺寒也. 秋冬爲逆. 春夏爲從. 治主病者. 脉口寒濇也. 此春夏死. 秋冬生也.」

『靈枢・小鍼解篇』

「所謂五藏之氣已絶于內者. 脉口氣內絶不至. 反取其外之病處. 與陽經之合.

有留鍼以致陽氣. 陽氣至. 則內重竭. 重竭則死矣. 其死也. 無氣以動. 故靜.

所謂五藏之氣已絶于外者. 脉口氣外絶不至. 反取其四末之輸. 有留鍼以致其陰氣. 陰氣至.

則陽氣反入. 入則逆. 逆則死矣. 其死也. 陰氣有餘. 故躁.」

『靈枢・根結篇』

「脉口. 數其至也.

五十動而不一代者. 五藏皆受氣.

四十動一代者.　一藏無氣.

三十動一代者.　二藏無氣.

二十動一代者.　三藏無氣.

十動一代者.　　四藏無氣.

不滿十動一代者. 五藏無氣. 予子之短期. 要在終始.

所謂五十動而不一代者. 以爲常也. 以知五藏之期. 予子之短期者. 乍數乍疏也.」

『霊枢・終始篇』

「終始者. 經脉爲紀. 持其脉口人迎. 以知陰陽有餘不足. 平與不平. 天道畢矣.

所謂平人者不病. 不病者. 脉口人迎. 應四時也. 上下相應而俱往來也. 六經之脉.

不結動也. 本末之寒温之相守司也. 形肉血氣. 必相稱也. 是謂平人. 少氣者.

脉口人迎俱少. 而不稱尺寸也. 如是者. 則陰陽俱不足. 補陽則陰竭. 寫陰則陽脱.

脉口一盛. 病在足厥陰. 厥陰一盛而躁. 在手心主.

脉口二盛. 病在足少陰. 二盛而躁. 在手少陰.

脉口三盛. 病在足太陰. 三盛而躁. 在手太陰.

脉口四盛. 且大且數者. 名曰溢陰. 溢陰爲内關. 内關不通. 死不治.

人迎與太陰脉口俱盛四倍以上. 命曰關格. 關格者. 與之短期. 熱病脉口動. 喘而短者.

急刺之.」

『霊枢・五色篇』

「外内皆在焉. 切其脉口. 滑小緊以沈者. 病益甚在中.

其脉口浮滑者. 病日進.

其脉口滑以沈者. 病日進在内.」

ⅱ-3　尺脈部

　尺脈部の位置について『霊枢』では前腕部内側全体を尺膚と呼び、その皮膚の状態を持って脈の拍動と比較しているが、『素問』では尺脈として動脈の拍動を指している。果たしてどの部を指すのか医家の間でも統一の見解を見ないが、恐らく『素問・脈要精微論』で「附上」を境にして分けていることから、この附上が橈骨の茎状突起を指すと考えれば、それよりも肘に向かって走行する橈骨動脈の拍動部を尺脈としたのであろう。そして古くはその拍動の脈状で治療したのである。しかし時代が下るに従い霊枢族の人々がその拍動よりも、尺部の皮膚の緊張状態や腠理の色艶と脈状を比較する**色と脈の比較脈法**が中心になるに従って一般には用いられなくなったようである。

尺脈抜粋

『素問・陰陽應象大論』

「按尺寸. 觀浮沈滑濇. 而知病所生以治.」

『素問・脉要精微論』

「尺内兩傍. 則季脇也.

尺外以候腎.

尺裏以候腹中.

　附上.　　左外以候肝.　內以候鬲.

　　　　　右外以候胃.　內以候脾.

　　　　　上附上.　右外以候肺.　內以候胸中.

　　　　　左外以候心.　內以候膻中.

　前以候前.　後以候後.

　上竟上者.　胸喉中事也.

　下竟下者.　少腹腰股膝脛足中事也.」

『素問・平人氣象論』

　「尺熱.　　　　曰病溫.

　尺不熱.　脉滑曰病風.　脉濇曰痺.」

　「尺脉緩濇.　　謂之解㑊.　安臥脉盛.　謂之脫血.

　尺濇脉滑.　　謂之多汗.

　尺寒脉細.　　謂之後泄.

　脉尺麤常熱者.　謂之熱中.

　肝見.　庚辛死.

　心見.　壬癸死.

　脾見.　甲乙死.

　肺見.　丙丁死.

　腎見.　戊己死.　是謂眞藏見.　皆死.」

『素問・通評虛實論』

　「寸脉急而尺緩也.　皆當治之.　故曰.　滑則從.　濇則逆也.　絡氣不足.　經氣有餘者.

　脉口熱而尺寒也.　秋冬爲逆.　春夏爲從.　治主病者.　經虛絡滿者.　尺熱滿.　脉口寒濇也.

　此春夏死.　秋冬生也.

　脉氣上虛尺虛.　是謂重虛.　所謂氣虛者.　言無常也.　尺虛者.　行步恇然.　脉虛者.　不象陰也.

　如此者.　滑則生.　濇則死也.　其形盡滿者.　脉急大堅.　尺濇而不應也.　如是者.　故從則生.

　逆則死.」

『素問・奇病論』

　「人有尺脉數甚.　筋急而見.」

『素問・五運行大論』

　「尺寸反者死.」

『素問・至眞要大論』

　「北政之歲.　三陰在下.　則寸不應.　三陰在上.　則尺不應.

　南政之歲.　三陰在天.　則寸不應.　三陰在泉.　則尺不應.　左右同.」

『素問・方盛衰論』

　「脉氣有餘.　形氣不足.　生是以診有大方.　坐起有常.　出入有行.　以轉神明.　必清必淨.

上觀下觀.

司八正邪. 別五中部. 按脉動靜. 循尺滑濇寒温之意. 視其大小. 合之病能. 逆從以得.

復知病名.

診可十全. 不失人情. 故診之. 或視息視意. 故不失條理. 道甚明察. 故能長久. 不知此道.

失經絕理. 亡言妄期. 此謂失道.」

『霊枢・小鍼解篇』

「調尺寸小大緩急滑濇. 以言所病也.」

『霊枢・邪氣藏府病形篇』

「夫色脉與尺之相應也.

脉急者　尺之皮膚亦急.

脉緩者. 尺之皮膚亦緩.

脉小者. 尺之皮膚亦減而少氣.

脉大者. 尺之皮膚亦賁而起.

脉滑者. 尺之皮膚亦滑.

脉濇者. 尺之皮膚亦濇.

凡此變者. 有微有甚. 故善調尺者. 不待於寸. 善調脉者. 不待於色. 能參合而行之者.

可以爲上工.」

『霊枢・終始篇』

「少氣者. 脉口人迎俱少. 而不稱尺寸也.」

『霊枢・論疾診尺篇』

「獨調其尺. 以言其病. 從外知内.

尺膚滑其淖澤者. 風也.

尺肉弱者. 解㑊安臥. 脱肉者. 寒熱不治.

尺膚滑而澤脂者. 風也.

尺膚濇者. 風痺也.

尺及膚粗如枯魚之鱗者. 水泆飲也.

尺膚熱甚. 脉盛躁者. 病温也. 其脉盛而滑者. 病且出也.

尺膚寒. 其脉小者. 泄少氣.

尺膚炬然. 先熱後寒者. 寒熱也.

尺膚先寒. 久大之而熱者. 亦寒熱也.

尺炬然熱. 人迎大者. 當奪血. 尺堅大. 脉小甚. 少氣悗. 有加立死.」

ii-4　跌陽脈部

　　『金匱要略』『傷寒論・弁脈法』で書かれている足陽明胃経・衝陽穴の拍動で診る脈法である。足背動脈脈状を識別するのは大変困難に思われるが、張仲景は「胃部の消化の状況を候う脈」として「遲而緩. 胃気如経也.」と述べ、この脈

129

状が趺陽脈で現れる場合は胃の働きが正常であるとしている。これは投薬治療を中心にする張仲景による**胃の腑に薬味が入った後胃腑や脾気がどのように変化したかを知る脈法**である。

趺陽脈抜粋

趺陽脉不出.　　脾不上下.　身冷膚鞕.

趺陽脉浮.　　　浮則爲虚.　浮虚相搏.　故令氣䭇.　言胃氣虚竭也.

趺陽脉浮而濇.　少陰脉如經者.　其病在脾.

趺陽脉浮而濇.　故知脾氣不足.　胃氣虚也.

趺陽脉浮而濇.　小便數.　大便鞕.　其脾爲約.　麻子仁丸主之.

趺陽脉浮而濇.　浮則胃氣強.　濇則小便數.　浮濇相搏.　大便則堅.　其脾爲約.　麻子仁丸主之.

趺陽脉浮而數.　浮即爲氣.　數即消穀而大堅.

趺陽脉浮而濇.　浮則爲虚.　濇則傷脾.　脾傷則不磨.　朝食暮吐.　暮食朝吐.　宿穀不化.
　　　　　　　　名曰胃反.　脉緊而濇.　其病難治.　病人欲吐者.　不可下之.

趺陽脉浮而滑.　滑則穀氣實.　浮則汗自出.

趺陽脉浮而數.　浮則傷胃.　數則動脾.　此非本病.

趺陽脉浮而數.　浮脉即熱.　數脉即止.　熱止相搏.　名曰伏.　沈伏相搏.　名曰水.　沈則絡脉虚.
　　　　　　　　伏則小便難.　虚難相搏.　水走皮膚即爲水矣.

趺陽脉浮而數.　浮則傷胃.　數則動脾.　此非本病.

趺陽脉浮而芤.　浮者衞氣虚.　芤者榮氣傷.　其身體瘦.　肌肉甲錯.　浮芤相搏.

趺陽脉數.　　　胃中有熱.　即消穀引食.　大便必堅.　小便即數.　淋家不可發汗.　發汗則必便血.

趺陽脉緊而數.　數則爲熱.　熱則消穀.　緊則爲寒.　食即爲滿.

趺陽脉緊而浮.　浮爲氣.　緊爲寒.　浮爲腹滿.　緊爲絞痛.　浮緊相搏.

趺陽脉緊爲傷脾.　風寒相搏.　食穀即眩.　穀氣不消.　胃中苦濁.　濁氣下流.　小便不通.
　　　　　　　　陰被其寒.　熱流膀胱.　身體盡黃.　名曰穀疸.

趺陽脉大而緊者.　當則下利.　爲難治.

趺陽脉微而緊.　緊則爲寒.　微則爲虚.　微緊相搏.　則爲短氣.

趺陽脉微而遲.　微則爲氣.　遲則爲寒.　寒氣不足.　則手足逆冷.　手足逆冷.　則榮衞不利.
　　　　　　　　榮衞不利.　則腹滿脇鳴相逐.

趺陽脉微弦.　　法當腹滿.　不滿者必便難.　兩胠疼痛.　此虚寒從下上也.　以温藥服之.

趺陽脉沈而數.　沈爲實.　數消穀.　緊者病難治.

趺陽脉遲而緩.　胃氣如經也.

趺陽脉滑而緊.　滑者胃氣實.　緊者脾氣強.　持實擊強.　痛還自傷.　以手把刃.　坐作瘡也.

趺陽脉伏.　　　水穀不化.　脾氣衰則鶩溏.　胃氣衰則身腫.

趺陽脉伏而濇.　伏則吐逆.　水穀不化.　濇則食不得入.　名曰關格.

趺陽脉當伏.　　今反緊.　本自有寒.　疝瘕腹中痛.　醫反下之.　下之即胸滿短氣.

趺陽脉當伏. 　今反數. 本自有熱. 消穀. 小便數. 今反不利. 此欲作水.

ⅱ-5　少陰脈部

　趺陽脈と同じく『傷寒論・平脈法』の中で述べられている診法で、十二経脈診・三部九候診でも述べられていて張仲景が最初ではない。

　『三十六章』『三十八章』にある様に、これは**腎蔵の陰気が上焦の陽気と交会しているか否かを診る方法**である。左太谿穴の拍動は排泄する不必要な水を作る腎の様子、即ち**主二便の腎作用**を拍動で窺う。右太谿穴の拍動は細胞が含有する水を作る腎の様子、即ち**欲堅腎**を拍動で窺う。つまり左右に鑑別して**下焦の主水腎を窺う**のである。これは塩分過剰な食生活者では必ず診なければならない。

3　合診の意義

　『難経』で寸口脈診法が考案される以前、素問族、霊枢族の人々が考案し臨床で用いられていた診法は、人迎部と寸口部の脈状の単独診や、比較合診することで生体の様子を候う方法であった。これはネットワークシステムが構築される以前の通信形態の様子に似る。例えると北海道の気候と沖縄の気候をその地に住む人が空を見て中央に報告することで、その時の気象を知るというシステムである。

ⅲ-1　人迎寸口診

　総頚動脈の拍動と橈骨動脈の拍動を比較する比較診である。これは『霊枢・禁服篇』に「寸口主中. 人迎主外.」とあるように、**寸口脈で裏陰気を、人迎脈で表陽気を候い両脈合わせて体内状況を診る**。この診法は陽気が多い頭部と陽明胃経脈上の総頚動脈の拍動で診る**人迎部を陽経の代表**としている。そして寸口部は中焦から起こった第一番目に流注する経脈流注から**陰経の代表**としている。これは陽気と陰気の様子を知る手段であるが、通常人迎部は陽気が多く寸口部は陰気が多いので、両部がこの位置にある生理脈を表していれば、陰陽が内外で交流して正常であるが、これに反していれば交流が出来ていないことを知る脈法である。例えると暑い沖縄に住む人を治療する場合は、暑い環境と言う前提で治療しなければならないのと同じで、『素問・三部九候論』で上部にある三点を診る場合は、**その場所が既に陽気が多い位置にある頭部と言う認識をして脈状を考察しなければならない**。脈拍動を診る場所や生体の位置が大変重要で『難経』の寸口脈診とは趣を異にする。

iii-2　寸口跌陽脈診

　脚部の跌陽脈が胃経脈上にあることから、**①常に動いて血造する為に存在する脚部**。**②直接胃より出る経脈である**。この２つの意味から、胃の腑にモノが入った後の土気の変化を知る脈法であると同時に血の動きを診ることが出来る。また寸口部は血も含めた水穀の様子と呼吸の様子を知る所であるから、これは生産される水穀の血の動きや様子を知る脈法である。

iii-3　跌陽少陰脈診

　脚部は陰気が多く身体を支えているが、しかし動かない限り多くの陽気が得られ難く、動くことで陽気を産出して臓腑にある水穀からモノを作る事を担う所である。つまり静止状態では陽気が少ない部であるから、脈は陰脈を表している。その部にある跌陽脈と少陰脈は、**跌陽脈が身体内に入った水穀の質量と、血に変える為に動く胃の様子を診る、少陰脈が身体を構成する水の循環・排泄作用の腎の様子を診る**のである。単脈、合脈で先天後天の気を診る事が出来る脈法である。

　この他にも**人迎と少陰、人迎と跌陽、寸口と少陰**の脈診やこれら全部の脈を一度に診ても当然よい。要旨は既に紹介しているので、各自臨床で追試していただくことを期待してこれ以上追記しないが、いずれにしても、身体を上中下の三焦に分けて各部の所在位置と、その部が含有する陰陽の過多を事前に認識しながら脈を診れば治病に充分役立つ。これらの脈法の実際は『内経』に詳しいので自習していただきたい。

脈診部位　Digest

- ▪ 人迎寸口診は身体の陰気と陽気を診る。人迎は陽気が多く寸口は陰気が多い。
- ▪ 寸口趺陽診は代謝により産生するモノの血の状況を診る。寸口は陽気が多く趺陽は陰気が多い。
- ▪ 趺陽少陰診は水穀を基にして作られる水と血の状況と先天後天の気を診る。どちらも陰気が多く陽気が少ない。

4　難経脈診

　『難経』を著した越人は『素問』『霊枢』の脈法を更に改良し、寸口部という限定した場所で全身の様子を診断する事を試みた。それは『難経・一難』から『難経・二十四難』に言葉を選びながら述べられている。詳述は拙著『難経愚解』で述べる為ここでは触れない。ここでは比較脈診についての愚論を述べる。

　「比較脈診法」は『素問』『霊枢』時代の「寸口脈診法」が完成される以前の「三部九候診法」や「人迎寸口診法」のように、身体拍動部位を単診、合診、比較診して全身を知る目的で作られた方法である。そして寸口脈診は橈骨動脈附上を境に一寸九分の枠を設け、全身状況をこの位置に集約して診る方法である。この時寸口脈診の寸口、関上、尺中は同じ動脈であるから、解剖的な差は生じないはずであるのに「最も弱く微かな脈位を虚とし、強く大きく触れる脈位を実とする。」という説があったが、一体何を基準に「寸口と関上」や「関上と尺中」の強弱を述べているのだろう。また「最も弱く微かで力がないか或は触れない部を虚とし、幅と厚みがあって強い脈位を実とする。」ともあったが、この記述は虚実を述べた意であろうか。更に「この部を五行経絡に置き直して肺虚証とか肝実証とかを述べ証を決定する。」と続くが、一体何の根拠で決定するのだろう。愚考するに『難経』以降に考案され滑伯仁により完成されたとする各部の配当意義は、附上を境にして三カ所に分けて三焦に該当させて診る方法で、単純に右寸口と関上が弱く虚し、左寸口と関上が強く実していても肺虚とは言いきれない。確かに実際はその様な脈状にはなるが、脈状の虚実も理解せず、脈状を裏付ける病症も診ずに肺虚証であると言い切る教え方に強い疑問を感じる。この様なシステムを作って教えているから、初学の人が**「昨日は肺虚証であったのに今日は肝虚になっている」**等と迷い、挙句の果てに**脈がわからない**という結果に至らしめているのが現実である。今一度『素問』『霊枢』から『難経』を読み返して欲しい。

「寸口と関上を比較する」という記述はないし、これを作られた昭和初期の諸先生方も今のような誤った使い方は想定していなかったはずである。

　本来「寸口脈診法」とは越人がいう「脈診は手太陰経脈上で魚際から一寸九部の枠で診る。そして肺経は中焦から始まり胃の気を十分に含み百脈が朝会する故に、三部の脈を以って死生を判断する事が可能である。」であり、細かくは上中下の三焦の邪気に侵されている様子やそれに相対する正気の様子を、全体を診る場合と三部に分けて診る場合の広義と狭義の二つのケースが述べられ、左右の陰陽論を吟味した結果各臓腑を六カ所に配当しているのである。よって右寸口部が金象であるのは決して単純な思考ではないし、あろうことかそのまま経絡に置き直して鍼や灸をさせている。一体『霊枢』を読んだのだろうか。初学の人が肺虚証は「両手の太淵、太白穴に鍼をするとよい。」と言われる通りに鍼を刺しているが、この時患家が哮喘気味であれば無造作な左太淵への鍼は、肺陽気が損なわれて肺気が維持出来ず呼吸困難から咳が止まらなくなる事にもなるし、特別な場合を除き左右の経穴を同時に使う事は通常行なわない。このように脈を理解するとは、『八十一難』の「中工の害を排除する事」であると同様に、『傷寒論』の「誤治例」をなくしたい為である。

　以上現在の「脈を教える会」の実状を推測して述べた次第であるが、愚木は井の中の蛙である為、日本全国をつぶさに歩いて素晴らしい先生にお会いした訳ではない。ただ会員が多い先生の書籍を通し、若い頃に勉強させていただいた会の事を思いながら述べた次第で、それから月日も経っているので変わっていることを期待する。

5　九道脈診・総論

　李時珍が『奇経八脈考』で述べている「九道脈診」は、素問の「三部九候法」『難経』の「難経脈法」とは異なる角度から、身体を診た場合で論述している。具体的には拙著『愚解経脈論』でも述べたが、外部より生命維持に必要なモノを摂取し、代謝・還元して不必要になったモノを排泄する十二正経の胃気の流れを診る「難経脈診」とは異なり、生体を維持する為に細胞膜に働きかけて、恒常性が維持出来ているかどうかを診る方法で、具体的には**胃の気が流体した轍を診る方法**である。

　『奇経八脈考』には次のように記載されている。

■ 正経配当

- 前部如外者足太陽膀胱也．動苦目眩頭項腰背強痛．男子陰下湿癢.
  女子少腹痛引命門陰中痛子臓閉月水不利．浮為風．渋為寒．滑為労熱.
  緊為宿食.

- 中部如外者足陽明胃也．動苦頭痛面赤．滑為飲．浮為大便不利.
  渋為嗜臥腸鳴不能食足脛痹.

- 後部如外者足少陽也．動苦腰背脚股節痛．浮為気．渋為風．急為轉筋為労.

- 前部如内者足厥陰肝也．動苦少腹痛引腰大便不利．男子茎中痛小便難.
  疝気両肬上入．女子月水不利陰中寒子戸閉少腹急.

- 中部如内者足太陰脾也．動苦腹満胃中痛上管有寒．食不下腰上状如居水中.
  沈渋為身重足脛寒痛煩満不能．臥時咳唾有血洩利食不化.

- 後部如内者足少陰也．動苦少腹痛與心相引背痛小便淋.
  女子月水来上搶心胃脇満股裏拘急.

- 前部中央直者手少陰心．手太陽小腸也．動苦心窩堅痛腹中急．実急者為感忤.
  虚者為下痢腸鳴．女子陰中癢痛．滑為有娠.

- 中部中央直者手厥陰心包也．動苦心痛面赤多喜怒食苦咽．微浮苦悲傷恍惚.
  渋為心窩寒．沈為恐怖如人将捕之状時寒熱有血気.

- 後部中央直者手太陰肺．手陽明大腸也．動苦咳逆気不得息．浮為風．沈為熱.
  緊為胸中積熱.
  渋為時咳血.

■ 奇経配当

- 寸口脈．緊細実長下至関者．任脈也．動苦少腹遶臍痛．男子七疝．女子瘕聚.

- 三部俱．浮直上直下者．督脈也．動苦腰背強痛不得俛仰．大人癲．小児癇.

- 三部俱．牢直上直下者．衝脈也．苦胸中有寒疝.
  脈経曰．脈来中央堅実徑至関者衝脈也．動苦少腹痛上搶心有瘕遺溺.
  女子絶孕.

- 前部左右弾者陽蹻也．動苦腰背痛癲癇僵仆羊鳴偏枯㾮瘻身體強.

- 中部左右弾者帯脈也．動苦少腹痛引命門．女子月事不来絶機復下令人無子.
  男子少腹硬急或失精也.

- 後部左右弾者陰蹻也．動苦癲癇寒熱皮膚強痹．少腹痛裏急腰背相連痛.

男子陰疝. 女子満 (帯) 下不止.

▪ 従少陰斜到太陽者陽維也. 動苦顛仆羊鳴手足相引. 甚者失音不能言肌肉痺癢.

▪ 従少陽斜到厥陰者陰維也. 動苦癲癇僵仆羊鳴失音肌肉痺癢汗出悪風.

これを図示すると以下のような配当になる。

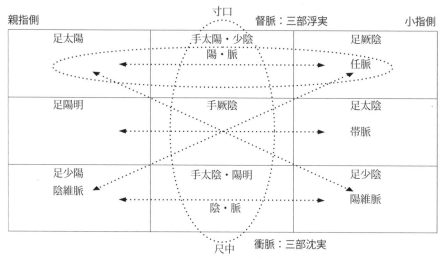

図1-6 九道脈・配当表

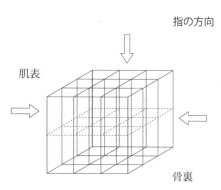

図1-7 九道脈・立体配当図

そしてこの九枡の配当は、実際の臨床では立体的に見ないと正しく診た事には

ならない。つまりこのような九本の立柱を診て、胃の気の脈道を窺っていくのであるから、上記の奇経ベクトルもこのような立体的視点から診断を行なわなければならない。

■ 各論

　次に臨床での活用例を述べていく。脈は病人の現況と近過去を示すメッセージであるから、医家は腹診と問診とを合わせて内部状況を推し量り具体的な方策を講じていく。特に鍼灸治療は直接病人の体内を支配する為に、医家の僅かな技量差で結果は大きく異なっていくので、変化する内部環境の様子を常に監視しながら治療を行なわなければならない。そしてその鍼灸治療の基本になるのは『難経・二十四難』までに書かれている内容である。即ち「難経脈診」に「九道脈診」をコラボレートさせて診る事は、今現在の脈道と偏差を診る事である。具体的に川の流れで例えると「難経脈診」で診るのは、川を流れる水にどれだけの栄養が含まれているのかどうか、水質はどのように澄んでいるのどうかを診る事であるから、人の場合もこれに準じて脈を流れる胃の気が季節に応じて流体しているかどうかを診る事を目的にする。そして同じく川の流れで例えると「九道脈診」で診るのは川の流れ方である。つまり良い水質の川であっても、川の岸壁や形状でいつも同じだけの水量が川下に供給されるとは限らないし、川の流れを国の事情で変えた事によって起こる川の氾濫でもわかるように、水質が良くても氾濫という災害が起こる事から、その脈動も季節に準じた偏差を診る事を目的にするのである。

　四季が土用であれば、九枡の真中を尺中から寸口にかけて見る事が出来る。

　脈道は本来浮かず沈まず、脈管の中央を緩弱而滑の脈状で流れるのがよいが、臨床でこのような脈を診る事は先ずなく、医家が治療によりこの脈状と脈位に調える事を目的にする。

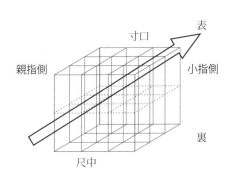

図1-8　正常な脈道
　　　　（矢印は健康人の正しい脈道）

- 前部如外者足太陽膀胱也. 浮為風. 渋為寒. 滑為労熱. 緊為宿食.
  動苦目眩頭項腰背強痛. 男子陰下湿癢.
  女子少腹痛引命門陰中痛子臓閉月水不利.

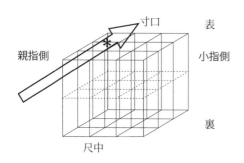

図1-9 足太陽脈位：寸口位親指側前部

「難経脈診」で足太陽膀胱は左尺中浮位に配当されているが、「九道脈診」では寸口位親指側前部に配当されている。これは足太陽膀胱が足少陰腎と表裏の関係にあり、表陽気を管理すると共に、不要な濁水を膵理を開いて排泄する事で、体温の恒常性を維持するという生理と、流体する陽気の過多をつぶさに確認する二点からこの位置に配当されている。臨床では病人の左右の寸口前部を比較して、左寸口前部が右部位よりも滑実であれば正常であるが、右寸口前部が浮実長やや数脈でしかも魚際に脈が流れていれば、中風証から傷寒証に移行し咽喉が腫れて内熱になろうとしている前兆である。尺中位小指側後部の少陰相火脈の様子からその後を判断して処置しなければならない。この脈位は基本的に夏季の脈位であるが、しかし季節により病脈として見なければならない場合もある。つまり冬季で見るこの脈位は相火の様子を反映するものであるから、例え上気症状が同じようにあっても病機は異なるので、治療の優先順位を確認して行わなければならない事もある。また生理的な男女や左右の脈差はこの脈状に当然反映されるので基本的な知識は不可欠である。

- 中部如外者足陽明胃也. 動苦頭痛面赤. 滑為飲. 浮為大便不利.
  渋為嗜臥腸鳴食足脛痺.

「難経脈診」で足陽明胃は右関上浮位に配当されているが、「九道脈診」では関上位親指側中部に配当されている。臨床で愚木は中央心主の外脈と位置付け、左右の同脈により脈中の膏と水の流体量を見ている。生理的な男女左右の血の過多が前提条件にはあるが、それを踏まえてもまだこの部位の右脈が強ければ、脈中

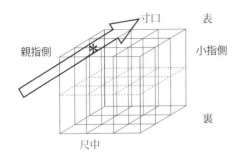

図1-10 足陽明脈位：関上位親指側中部

に膏が多い事を表し、且つ脈状が弦滑実であれば膏が何処かで燃焼しているので口渇や引き攣り等を参考にして熱を除けばよい。同様に左脈が強ければ脈中の膏に燃焼力がないか、それに抗して相対的に水が多いのであるから、その理由にもよるが陰陵腺や尺澤等に補鍼を行ない腎に水を処理させるか、または代謝を促せばよい。この脈は日々

の臨床でみる脈である。なぜなら病人の飲食したモノの様子を直接見るのであるから、初学者は何を直前に食したかを聞くべきであり、熟練者は何を食したかを確認すべきである。つまり時間により脈状が変化する脈位である。

▪ **後部如外者足少陽也. 動苦腰背脚股節痛. 浮為気. 渋為風. 急為轉筋為労.**

「難経脈診」で**足少陽胆は左関上浮位**に配当されているが、「九道脈診」では**尺中位親指側後部**に配当されている。相火の燃焼程度に応じ脈状で表現される。臨床では浮弦長等の陽脈を見る事が多く、時に渋脈を見る事もある。この脈も同部位の左右脈では意味が異なる。即ち左脈で陽脈が顕著であれば下焦で浮腫を見る

事から、この陽脈は陰水を管理出来なくなった少陽相火の陽気が虚した事を表し、右脈で陽脈が顕著であれば、口渇と合わせて足少陽胆経脈の引き攣りを見る事からも、この陽脈は少陽相火の実症であるから、陰経に補法を行ない水を作らせるか、陽経に瀉法を行なって熱を瀉せば、この場合に対応出来る。いずれも尺中の陰気を窺う部位で陽脈を見ることが既に陰陽の理では

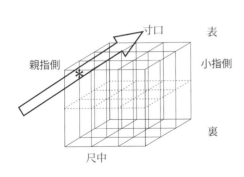

図1-11 足少陽脈位：尺中位親指側後部

ないのである。

・前部如内者足厥陰肝也．動苦少腹痛引腰大便不利．男子茎中痛小便難．
疝気両胠上入．女子月水不利陰中寒子戸閉少腹急．

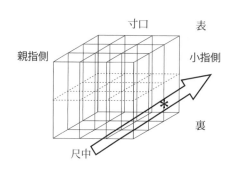

図1-12　足厥陰脈位：寸口位小指側前部

「難経脈診」で**足厥陰肝は左関上沈位**に配当されているが、「**九道脈診**」では**寸口位小指側前部**に配当されている。右部位の臨床的価値は非常に高く、膠原病に代表される肺気が虚して上焦で鬱熱が生じ心気を阻害する病機には必ず滑脈が現れその脈が治療の標的になる。これは『難経』でいう七傳・間藏の病脈で、上焦心肺の気を窺う空間で肝気を見るように配置されている理由がこの事である。所謂金剋木の相克関係が崩れて木の暴走を金気が制圧出来ない状態である。更にこの木気は熱気を帯び肺の陰・陽両気を毀損させて呼吸困難から心気の循環にも影響を及ぼす。そして身体左右の生理により、左脈で滑脈を診ても呼吸により陽気が補給出来るので腠理を開き発汗により放熱が出来るが、右脈で滑脈を診れば直接血が熱を含み心陰に影響を及ぼすので病は甚大となる。そしてこの部位で脈短渋而遅を見る場合は不治であるから、急いで病院に搬送しなければならない。

・中部如内者足太陰脾也．動苦腹満胃中痛上管有寒．食不下腰上状如居水中．
沈渋為身重足脛寒痛煩満不能．臥時咳唾有血洩利食不化．

「難経脈診」で**足太陰脾は右関上沈位**に配当されているが、「九道脈診」では**関上位小指側中部**に配当されている。足陽明胃脈でも述べたが、愚木はこの部を少陰心主の内脈と位置付け、胃脈とは異なり左右に分けることなく、共に脾陽気度数（代謝状況）を見ているが、敢えて左右脈で分けるならば診療するまでの食事時間である。具体的に健康人で左に脈実を見れば脾陽気が化旺で代謝温度が激しい事を表すので、食後間がない事を意味する。また右に脈実でやや滑を帯びてい

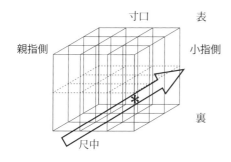

図1-13 足太陰脈位：関上位小指側中部

れば水穀が血分に変わることを表すので、食後時間が経過している事を意味する。臨床ではこれを基本に、わからなければ病人に食事時間を尋ね、そこから脈状や腹診等の全体状況より判断して病機を組み立てればよい。そしてこの部位で濡脈系の脈を見れば単純な脾虚で治療すればよいが、しかし緩脈系の脈は血や膏の代謝異常である。仮に数脈を兼ねていれば排便状況により下法を選択しなければならない。

- 後部如内者足少陰也. 動苦少腹痛與心相引背痛小便淋.
  女子月水来上搶心胃脇満股裏拘急.

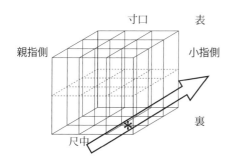

図1-14 足少陰脈位：尺中位小指側後部

「難経脈診」で足少陰腎は左尺中沈位に配当されているが、「九道脈診」では尺中位小指側後部に配当されて少陰相火を診る事を目的にする。この脈位は次に述べる、手太陽少陰脈と連動してみる事が多い。所謂慢性高血圧症等で心火が高ぶり心伯動が激しい病人は、陰陽則により腎相火も連動して激しくなる。所謂相火の状況を窺うのであるが、この脈を見れば盲兪や左燃谷の反応を見て水腫や圧通があれば、それだけ少陰相火の高ぶり時間が長い事を意味するので各症状に合わせて鍼を行なえばよい。具体的に浮腫が顕著で少陰病症があれば少陰自ら緊張して利尿させればよく、陰谷に補鍼か燃谷に瀉鍼かを状況で配穴すればよい。この場合先ず左足少陰経脈に補鍼を行ない、表に陽気を与えて

水気を動かせば良い結果が得られる。

- 前部中央直者手少陰心.　手太陽小腸也.　動苦心窩堅痛腹中急.　実急者為感忤.
  虚者為下痢腸鳴.　女子陰中瘍痛.　滑為有娠

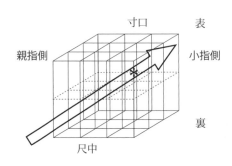

図1-15　手太陽少陰脈位：寸口位中央部

「難経脈診」で**手少陰心と太陽小腸**は左寸口位浮沈に配当されているが、「九道脈診」では**寸口位中央部**に配当されて、上焦空間の蓄熱状況を心陽気と小腸の産熱生理から窺う事を目的にする。そしてこの部も左右により意義が異なるが、具体的な臨床例は血圧異常である。即ち左脈部位で浮弦実而やや数時に結代して腋下静脈が腫れ左腕に僅かでも痺れがあれば、明らかに心臓疾患を疑わなければならないが、仮に右脈部位でこの脈が見られ右腕に痺れや疼痛があっても心臓疾患はなく、肺病や咽喉の疾患が旧く相克で病が伝わり擬似心病を発症する場合が多い。その具体的な鍼療疾患が所謂"五十肩"である。病人で「肩が痛い」という訴えは非常に多いが、その際右肩であれば傷寒論治から現在を確定して治法を施せばよいが、左肩は「何をしても治らなかった旧病」が多いことからも考えれば容易に想像出来るだろう。これらは病人の脈をよく見れば理解していただける事と確信している。

- 中部中央直者手厥陰心包也.　動苦心痛面赤多喜怒食苦咽.　微浮苦悲傷恍惚.
  渋為心窩寒.　沈為恐怖如人将捕之状時寒熱有血気

「難経脈診」で**手厥陰心包は右尺中位沈位**に配当されているが、「九道脈診」では**関状位中央部**に配当され胃の気の分配状況を知る事を目的にしている。これは『素問・玉機真蔵論』で述べられている「脈弱以滑」であれば「是有胃気」とする、所謂"胃の気の脈診"の標的にする脈位である。しかし臨床では左右共にこの脈を見ることはまずない。多くは過食で滑脈が強く出るか、或いは腎陰が虚して水が不足し弱脈が顕著になる等の様々な脈状を見るので、四季に即した脈状に

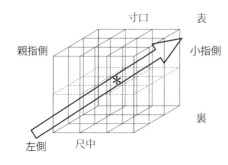

図1-16 手厥陰脈位：関状位中央部

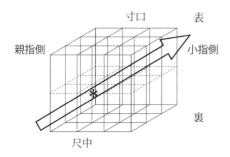

図1-17 手太陰陽明脈位：尺中位中央部

なるように治療する事が自然治癒の定義である。間違ってはいけない。

▪ 後部中央直者手太陰肺．手陽明大腸也．動苦咳逆気不得息．浮為風．沈為熱．緊為胸中積熱．渋為時咳血．

「難経脈診」で**手太陰肺と陽明大腸は右寸口位の浮沈位に配当**されているが、「九道脈診」では**尺中位中央部**に配当され、上焦空間に侵入した熱気に相対して旺気した様子を知る事を目的にしている。具体的には熱中症になる寸前の"暑い空気"で呼吸をした人や、肺陽虚で日頃から呼吸が浅く心拍数が多い人によく見る。即ち尺中という陰気の状況を窺う部位で、浮脈を見ることが既に陰陽生理から外れ、しかも尺沢に向かい長濡脈を見るのは、これにより肺肝の相克関係が崩れている病機を知る事が出来る。つまり右寸口位小指側前部と特にこの左部位は、上焦と下焦の肺気と肝気の相克関係の崩れを見る重要な脈所である。臨床的に下肢腫は表を管理する肺陽が虚して皮腫が生じているのであり、下肢痺は身体の動を管理する肝陰が実して血が熱を帯びて気鬱が生じていると解釈して治療する。

　尚、三焦の脈は「九道脈診」では見ない。なぜならこの流体そのものが三焦の流れだからである。

■ 奇経脈

▪ 寸口脈. 緊細実長下至関者. 任脈也. 動苦少腹遶臍痛. 男子七疝. 女子瘕聚.

　奇経脈を九道診で診る場合は、特徴の脈状と必ず流注上の圧痛を確認してから判断しなければならない。そして奇経脈の偏位は正経脈の偏位が調わない限り正常に戻る事はない。なぜなら拙著『愚解経脈論』でも述べたが「自然の大循環を模倣して作られている体内の小循環に於いて、その**水が流れる**ところを**十二経絡**とし、その流れが円滑に流れる様にサポートする脈を**奇経八脈**として、古典は展開している。」からである。

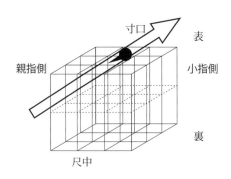

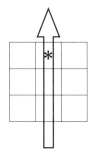

図1-18　任脈位：寸口脈　緊細実長下至関者　　　　　　　上から見た図

▪ 三部倶. 浮直上直下者. 督脈也. 動苦腰背強痛不得俛仰. 大人癲. 小児癇.

　そして任脈の調整穴が肺経の列缺であることからも、任脈は肺気と同様に陰気の収斂力が強く、ベクトルを内に向けて身体の上方から、前方を陰気の強さで固めている為にこのような脈状になると解釈する。また督脈の調整穴が小腸経の後谿であることからも、督脈は身体の背後、後方から陽気を放熱してベクトルを内に向けて身体を収斂している為に、このような脈状になると解釈する。仮に左右の任督脈のうち左寸口位で任脈偏位の病脈があり、「少腹部遶臍痛があり、動けば苦しい、男子七疝. 女子瘕聚等」の症状があれば右脈には督脈偏位を見るはずである。そして加えて「腰背強痛んで俛仰すら出来ず動けば苦しむ」といった症状があれば、この病機は身体の上下前後に於ける陰陽両気の不交流によるものであるから、実症に対して列缺、後谿に瀉法を、虚症に対して補法を行なえば速やかな治療になる。臨床ではこの二脈の脈状は比較的よく見る事がある。特に督脈の脈状では小腸兪が痛む場合が多く、血圧が高く浮腫が顕著であれば左小腸兪瀉法、脾虚胃実で熱鬱して右小腸兪が痛む場合は灸火で陽気を高め、発汗による陽気の放熱を行なえばその事態に対応していく。

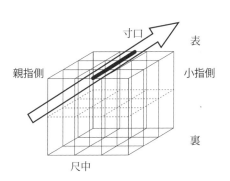

図1-19　督脈位：三部具　浮直上直下者

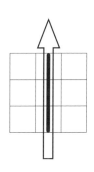

上から見た図

▪ 三部俱. 牢直上直下者. 衝脈也. 苦胸中有寒疝.

　脈経曰. 脈来中央堅実徑至関者衝脈也. 動苦少腹痛上搶心有瘕遺溺.

　女子絶孕.

『奇経八脈考』で述べられている様に、衝脈は「三部俱. 牢直上直下者.」である。愚木はこの牢脈を先に「体内臓器が有する陽気を蝕む程度の強い寒邪に侵された場合に出現する脈状」と定義した。また衝脈は「代謝はせずその速度に対し影響を与えるとするホルモンの生理と、胃の気は直接作らないが、その生成の速さに関与する」と衝脈生理を定義した。

　これと病症の「胸中有寒疝. 動苦少腹痛上搶心有瘕遺溺. 女子絶孕.」を合わせて考察すると、これは胸中の陽気が凝滞閉塞して牢脈を表し、少腹が痛み、上方の心を搶く様な症状をみるのであるから、衝脈が胃の気の生成に間接的にもかかわれない非常に良くない状態と考えられる。つまり図示するように、陽気が流体せずに脈が浮けず胃の気のしなやかさを失った三部共に硬い脈なのである。このような脈を鍼灸師が見ることはない。もし往診時に在宅の病人がこのような脈で、しかも類似症があれば急いで病院の手配をしなければならない。しかしこれに近い状態として血圧降下剤を長期に服用して心筋が肥厚している病人でも見る事がある。観察していただきたい。

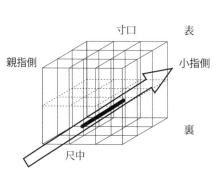

図1-20　衝脈位：三部具　牢直上直下者

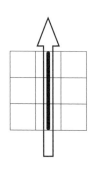

上から見た図

・前部左右弾者陽蹻也. 動苦腰背痛癲癇僵仆羊鳴偏枯癢癲身體強.

『奇経八脈考』で陽蹻脈は前部左右弾、陰蹻脈は後部左右弾と述べられている。即ち左右の寸口、尺中で図示するように強く感じる脈状である。臨床的に衛気が調わない為に生じ、身体を動かせば腰背が痛み苦しむ様な陽蹻脈病状で見ることがある。また営気が調わない事により生じる寒熱病での不特定な皮膚の淫（ただれ）、や痺（しびれ）でもこのような脈状を見ることが多い。

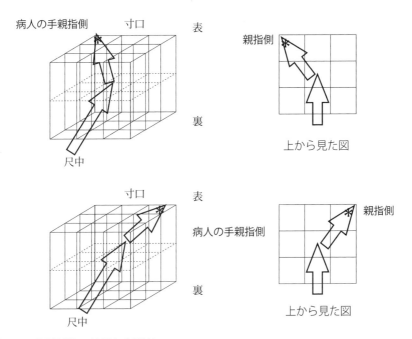

病人の手親指側　寸口　表

親指側

上から見た図

裏

尺中

寸口　表

病人の手親指側

親指側

上から見た図

裏

尺中

図1-21　陽蹻脈位：前部左右弾者

・後部左右弾者陰蹻也. 動苦癲癇寒熱皮膚強痺. 少腹痛裏急腰背相連痛.

　男子陰疝. 女子満（帯）下不止.

また蹻脈も維脈も肩部を流注するが、その時に陽蹻脈を表し、その脈上に圧痛が確認出来れば、通常は申脈や僕参、照海や水泉に補瀉を行えば、よくその場合に対応する。愚木は蹻脈生理を陰陽昼夜に分かれてそれぞれの水気（営気・衛

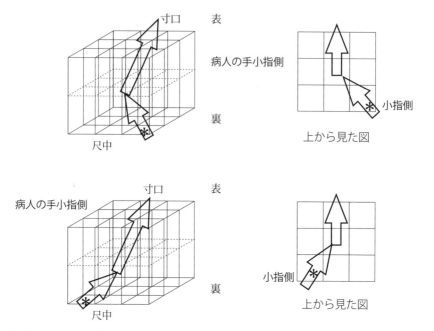

図1-22 陰蹻脈位：後部左右弾者

気）の流れ、伝導、水の波紋状況を管理する脈と定義し、更に陽の時間帯の衛気（水）を管理する足太陽経脈と、その流れをコントロールする陽蹻脈、陰の時間帯の営気（水）を管理する足少陰経脈と、その流れをコントロールする陰蹻脈と述べた様に、この左右四脈で見るべきポイントは脈の偏差にあり、その流れが調い症状の改善をみれば陰陽の水（営気と衛気）が正常に流れたと解釈している。

- 中部左右弾者帯脈也. 動苦少腹痛引命門. 女子月事不来絶機復下令人無子. 男子少腹硬急或失精也.

『難経』に「正経脈が溢満した場合は奇経に流れる。」と奇経の役割について述べられている様に、帯脈は縦に流れる全ての経脈と横に一周することで、溢れたモノを受け取り、十四椎にて足少陰の経別とリンクしてモノを流している。これ故に臓腑経絡によって行なわれる基本的な代謝の働きにより、受動的に穀を膏に変える作用の助を担う。また帯脈病は絞られるか否かを基本にして治病するが、これらから帯脈の病脈は左右の関上で強く感じる脈で、これは膏を代謝する熱が

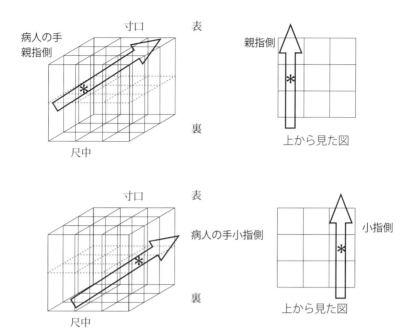

図1-23 帯脈位：中部左右弾者

低く腹満水滞している病状で考えれば理解がし易い。臨床的にはこの病機通りに質の悪い油を多く摂取した場合で、便秘腹満している場合にこの脈をよく見ることが多く、血燥によりこの脈を見る場合は右天枢に反応があり、膏が異常に燃焼して身体が病的に乾きこの脈を見る場合は右膈兪に瀉法を行なえばよい。

- 従少陰斜到太陽者陽維也. 動苦顛仆羊鳴手足相引.
  甚者失音不能言肌肉痺癢.

『奇経八脈考』に「陽維脈は足少陰から斜めに太陽に到る。陰維脈は足少陽から斜めに厥陰に到る。」と述べられている。この脈形を流注（陽維脈はモノを異化させる方向に作用する陽経、陽腑の会に起こる）と生理（少陰の水に溶解しているモノが化合出来易いように代謝温度を調節する）から斜めの流体を見る。

第一章

脈法愚解

149

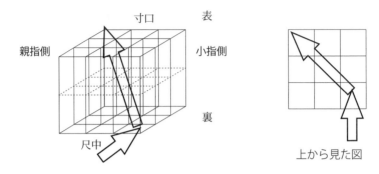

図1-24 陽維脈位：少陰斜到太陽者

- 従少陽斜到厥陰者陰維也．動苦癲癇僵仆羊鳴失音肌肉痺癢汗出悪風．

陽維の病は上記の生理が乱れ太陽の水に不溶解である鹹の含有量を調節する生理が出来なくなった場合で発病すると愚考する。同様に陰維脈の脈形を流注（陰維脈はモノを同化させる方向に作用する陰経、陰臓の会）と生理（少陽は水に不溶解であるモノの調節をする）から、斜めの流体を見る陰維の病は、上記の生理が乱れ厥陰の水に溶解しているモノの化合状況（総量、代謝時間、分配状況等）が決定出来ず化せなくなった場合で発病すると考えられる。臨床的に左右の陰維、陽維脈の病脈を見る場合は、左右の外関と内関に補瀉を行ない脈の流体が正常になるように治療する。そして蹻脈と同様に維脈も流注上の圧痛は必ず確認して治療を行なわなければならない。

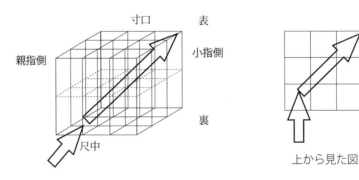

図1-25 陰維脈位：従少陽斜到厥陰者

腹法愚解

紹介

　『腹法』は日本漢方が創出した診察法であり、一般に難経系、傷寒論系、折衷系の三種が混合して現在用いられている。ここではそれらの腹診の中から難経系腹診の集大成である『診病奇俠』を取り上げて愚解した。

　『診病奇俠』は三十二家の臨床治験が腹診テキストとして、それぞれの部門で解説されている希代の名著である。よって三十二名の先達の真意を最大限に尊重して文意をまとめ要点のみを掲載した。尚、本文中に解説者名は付記していないが、詳しくはテキストとして引用させていただいたオリエント出版社『日本漢方腹診叢書第 1 巻、漢訳本・診病奇俠』をご覧いただきたい。

■ 凡例

- 図解は三十二家の意見を最大限に尊重し出来る範囲で挿入した。
- 独断で読者が理解しにくいと思われる本文の箇所に愚注したが、充分理解が出来ると思われる文はそのまま掲載した。
- 本書は臨床の中から得られた体験をまとめたモノであり、臨床家を対象読者にして述べられている。そのため初学者には理解しにくい箇所も多く記載されているが、理解出来ない箇所は各自が諸学書で充分理解して臨床の中で文意を体験されることを望む。
- 愚解文は、愚木の体験と思考によるものであって正誤の評には耐え得る内容を持たない。しかし文意に同調する箇所や、訂正する箇所についてのご意見は遍く教授する。そして更により良いモノを後学の志に残し、先達師の意を継いでいくことを第一の希望とする次第である。
- 本文には五雲子（王寧）の腹診が掲載されているが、愚解の範囲を明らかに超えている為に本書に掲載することが出来なかった。

1 叙説（腹診するということは）

- 胸腹は五臓六腑の宮城、一身の資養の根本、陰陽気血の発源、外感内傷の病位を発するところ。
  古来診法は多いが、仮にその臓腑の状況を知りたければ、その胸腹をよく知ることが大事である。

- 古人が言うのに、外感病は切脈で知ることが出来、内傷病は腹診なくして知ることは出来ない。
  胸腹の部位は病の本源であり、この部をよく診て気の厚薄虚実を知れば、その一二年後の状況を予見することが出来る。

- 腹診は『素問・刺禁論』、『難経・八難』『難経・十六難』の三篇に、平人が病変していく過程に於ける脈状と平脈から病脈に到る経緯が述べられている。その他の篇はこれらを基に述べられているが、その対象は病人の状況について述べられている。

- よく診ることが出来る医家は、腹診により人の死生病の軽重が弁じられる。そして病人の腹を診ている時も、頭には平人の腹を思い浮かべて比較をして診ることが出来る。それには日々欠かすことなく診法を修錬して技を磨くことが肝要である。決してうぬぼれることがあってはいけない。

- 一般に腹診の要点は正常異常を知ることから始まる。そして微細な変化を直ぐに汲み取らなければならない。積聚・癥瘕・水腫・鼓脹等は外形に実証として現れるが、内の元気は虚して正気が邪気により離反されていることが多く腹状で虚を見つけることは難しい。このような場合は脈と腹の病状をよく診て、これらに従って治療を進めていかなければならない。妄りに駿薬を用いて虚を更に虚さしめるような行為をしてはいけない。

- 外感病で腹部に於いて顕著に反応が出ていないのは傷寒外感病である。腹候が良い兆候であっても直中により死病に至ることは充分ある。

- 腹皮が潤沢で元気が満ちていれば邪熱が強く激しくても熱邪は去り易いが、腹皮に潤沢なく元気が満ちていなければ陰分が衰弱して虚火が高ぶっているので死病に至ることもある。

- 内傷病で腹診は肝要である。脈診が平脈でなく病脈でも、腹診で不良ではな

ければ死病に至ることはない。

- 内傷病で腹診すれば必ず凝滞しているモノがある。腹部は臓腑のあるところで病邪に侵されていれば外症がまだ発せず、身体に出現していなくても腹部に現れていることが多い。故に腹診がよく出来る者は、無病の者の起こるかもしれない大病をあらかじめ知ることが出来る。

2　下手の法（手を下ろして触れる）

- 病人に向かって邪念が少しでもあってはいけない。
- 食事をしたか、何処から来たかを尋ね、遠方から来た場合はしばらく休息させる。
- 大小便の通利を尋ねる。
- 自分の心を落ち着かせて、自分の手掌を良い状態にする。
- 患者の手足を伸ばしてリラックスさせて呼吸を調えさせる。

3　手順（腹診の順序）

1. 医家は病人の左側に座り心を落ち着かせる。
2. 医家の右手掌を胸の上に置き左右交互に動かして虚里の動と心胸中の煩悗を窺う。
3. 右手掌の示・中・環指を缺盆の上より左右肋間に置いて胸中の虚実緩急を窺う。指頭に得るモノがある場合は押圧して痛いかどうかを問う。上部に硬結があるモノは両乳から缺盆までを探って、痛みが甚だしい場合は（血脈が凝結）更に両肘の辺りまで探り、発汗、腠理の状態等を確認する。
4. 胸部に沿って鳩尾に降ろし力を入れたり抜いたりして心窩の虚実を窺う。肋骨の角度が鋭角か鈍角か。肋骨下縁の所に脂肪が乗っていないか等を確認する。
5. 指頭を左右の季肋に沿って章門辺りまで窺う。
6. 上脘の辺りから恥骨に至るまで左右に分けて以下の①〜⑥筋を分けて下る。その際病は外側へ広がっていくので中心から診る。

- ①任脈　②腎経　③胃経　④脾経　⑤両脇下　⑥章門の下辺りを幾行も分けて下る。

- このとき腠理の潤枯、皮膚の堅さを持って十二経の根本（募穴）を診ることが大切である。
- 仰臥させても病因がはっきりわからない時は左に横臥させる（左上は陽気の動きを見る）。
- それでもわからない時は右に横臥させる（右上は陰気の動きを見る）。このとき年齢、性別、体格を考慮し、部位別に発生する病を知ることによって病の本質を知ることが出来る。

4　平人の腹形（正常な腹形）

- 腹診は平人の状態をよく知ることから始まる。

平人の腹候…鳩尾から臍まで指で撫で降ろすと

① 真ん中が少し窪む。②臍が少し窪む。③少腹が少しふっくらとしている。

これらは胃気が通って腎気が実している証である。

- 腹の上下左右に触れるモノがなく、静かにしっかりと堅固で章門・天枢がふっくらとしている。
- 丹田、気海辺りがしっかりとして（枕を押さえた程度）且つ滑らかである。
- 任脈が低くて両傍が高く塊がなくて正常に動く。
- 三脘が正常であれば中焦は無病であるが、それを軽く真下に引っ張った時に張りが強ければ実で、弱ければ虚である。
- 光線を当てると体毛に艶がある場合は血気が盛んである。
- やや左の方に傾き力があり上方が少し厚く、下方（少腹）は少し薄い場合が多い。左天枢は胃にモノが入り大腸へ流れていく分岐点に当たる。つまり口から入り肛門から出るという正しい方向性を持たせて、陽明の熱を下に送っていくモノを動かすので、陽の働きが高まり左で拍動する。故に食後右で拍動する時はベクトルが正しくない。

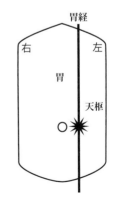

図2_1　天枢：胃経にある大腸募穴で陽明熱が多い

5　陰腹・陽腹

　腹部は陰気が集まっているところ（モノが入るところ）なので、**陰が多く陽が少ないのを基本とする。**胸部は陽気が集まっているところなので、**陽が多く陰が少ないのを基本とする。**そのために陽の拡がりを陰である肋骨で固めている。

■ 無病であるならば

　▪陽の腹の条件（陰気が多い場所でありながら体質的に陽が多い人の腹症）

1.　腹の小さい人で壮実な陽の人に多い。
2.　肌肉が緻密で細長く、任脈が実して目に触れるぐらいはっきりと窪んでいる。
3.　臍の上下左右も窪んでいる。…新開の梅花の様である。
4.　臍下が実している。
5.　壮年の腹は筋肉が隆起して馬の背中のように力こぶを並べた様に見える。
6.　乳児の腹は横に広いが力強い。

　注意　基本的にこのような人を陽腹というが、この範囲を超えて陽が勝ったり、逆に陰が多くなっている場合は注意を要する。この場合更に陽気を加える行為（過食、発汗過多等）は避けなければならない。医家も予防としての助言が必要である。

　▪陰の腹の条件

1.　腹の大きい人で虚した裏弱な人に多い。
2.　緩慢（緊張感が少なく）で横に広い。
3.　決して図嚢等の袋にモノを一杯詰め込んだような状態ではない。
4.　任脈が明確ではなく臍の上下にも窪みがない。
5.　皮がたるんで臍周囲の形状が、漢字の「一」の字の形容である。

※　陰腹陽腹が正常範囲か陰陽過多かは腹証と共に脈証により判断する。そして腹証と脈証の陰陽の一致不一致は、その時々に於いて考えなければいけないが基本的に**脈を優先する。**

　例1　右寸口の浮実は外邪を追い出そうとしている、このとき鎖骨周囲を押さえて痛ければ一致している。この場合は発汗させ邪気を追い出せばよい。

例2　左尺位は沈脈を基本とするが、浮実で恥骨を押さえ尿意を感じれば一致
している。この場合尿意があれば排尿すればよい。もしトイレに行った
直後で尿意がなければ不一致である。

6　老年（身体を構成する水気が不足している人の腹形）

1. 二十歳前後で弱々しければ腹部の疾患も多く任脈も明確にわからない。
2. 三十歳前後の人の腹は年齢や職業により左右されるが、やや少腹が実して
いるのがよい。またこの年齢より津液の潤燥に気を付ける。年齢と共に両
脇は緩柔でなくなり、膈下、両脇から曲骨上の空虚の部分までも壮年では
強固であっても、やがてその姿を表すようになる。
3. 腹が張り出し垂れ下がる場合は、陽気が衰えて陰血が勝る場合である。
4. 六十歳以上になれば陰陽がどちらも衰えて臓腑も萎え食欲が減退する。こ
の場合上焦・中焦は軽く押圧しても力がないが、下焦は力があるのが通常
である。しかしこの逆は病気になることが多い。

7　肥満（身体の気血水が溜滞している人の腹形）

▪ 肥満の人は気血が充実している。（腹部も身体に応じてよく締まって寛大で
ある）このとき肥満の人の形気のどちらかに偏りがあれば病となる。
▪ 身体が肥満で気は実しても腹力が弱く腰以下に痛みや痺れ等（枯痩）がある。
肥満の人の腹は虚が見つけにくいので、形気の盛衰は皮膚の潤燥と経肉の締
まり具合で判断するとよい。
・気が充実している場合は腹部や脇部（胆経）を指で触った時に反応すれば
気が充実している。
・血が充実している場合は腠理の潤燥を見る。但し肥満している人は温度が
高くて湿気も多く基本的に発汗過多である。このときどこで発汗している
のか（どこに熱があるのか）を診る。
▪ 身体は肥満で気力が弱く腹実して瘀血凝滞、湿痰等がある場合は陽気の運行
が不可である。
▪ 痩身の人で身体が黒味がかり気力は充実している場合の腹堅実は陽腹。気力
が弱く動気が有れば陰腹。

- 肥人の腹の形は胸肋よりむっくりと高く下腹に至るほど大きく軟らかい。且つ心窩が空虚で下腹が大きいのは良い腹候である。
- 痩人の腹の形は胸肋よりやや低く下腹に至るまで同じ。且つ押圧して軟らかいのは良い腹候である。

8 部位（腹部の見所）

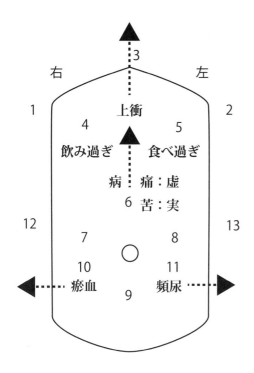

図2_2

- 1．2診は両脇から両乳間、手掌の熱感を診る。この左右両脇の二カ所の反応で虚里の動を見る場合は、手掌より指梢までを見る。虚里の動は疫病等で見る事が多いが①虚陽上衝、②穀気上衝により大きく変動する事が多い。この部位は上焦全体の心を見る為に生死を窺う所でもある。
- 3診は心窩を診る。積摂している時は不快感が強く押圧すれば4へ響く、木病が火に伝わるので4の処に置鍼すればよい。この部位を押して上へ衝

き上げる病は上衝である。

- 4．5診は季肋を診る。押圧した時に水鳴があれば留飲で、ここに聚まる。右期門は寝不足、飲み過ぎでも硬くなる。

- 5診も季肋を診る。食滞が激しい時に押圧すれば3の診にも及ぶ。この場所より3．4の診まで堅く石のようになっている時は胸脇苦満で食事が不適当である。このとき必ず胃経にも緊張がある。

- 6診は胃部を診る。この辺りを押さえて痛む時は中焦の虚である。張っている時は食事後かを問う。正常であれば下へ降りるが、押して心窩突き上げる場合は病である。

- 7．8の診はどちらも陽明胃の状態を窺う。
  7診は右天枢を診る。押圧して痛めば血塊があることを示す9の診辺りまで響くことが多い。

- 8診は左天枢を診る。燥尿があれば少しの押圧でも痛む。

- 9診は下焦を診る。この部が溝のように陥没していれば腎虚が古くからあることを示す。石門から関元の陥没は高齢者に多く腎虚が久しいことを示す。

- 10．11診は両方とも大巨を診る。疝気で塊があれば横に広がる。病は中央から外へ広がるので大巨の引き攣りは胆経へ響く。塊の範囲で時間経過を診る。外に行く程病は久しい。

- 10診は瘀血を診る。

- 11の位置は燥尿（便）を診る。

- 12．13診は京門、章門を診る。この部が虚して力がなければ気虚。虚労が強ければ押さえても無力でその場合は不治。この部位は章門、京門、期門と足三陰の募穴があり気血水の反応が出る所である。押して無反応であれば食物が気血水に変わってない為に不治である。

参考　瘀血の生成と時間経過について
　　　血は身体の右側の肝経が関与して作られ、虚してくると血が動かなくなるので最初に右に反応が出る。時間経過と共に動かなくなって久しくなれば身体の左側に反応が出る。

9　虚・実（正気と邪気の拮抗状態）

- 腹部では有力無力を弁えて神の有無を観察することが大事。
  - 有力な腹：水の上に板を浮かべて押さえた時に自然に抵抗するように、軟らかいが力がある様に感じる。
  - 無力な腹：新しい綿を入れた衣服の様に、押さえれば軟らかいが裏に力があり完全に押し切れないように感じる。また押さえれば背骨に触れる様に感じる。このように虚実の腹候は
    実：表面は軟らかいが押さえると力がある。
    虚：表面は硬いが押さえると軟らかい。
  - 仮虚、仮実の病症で病邪が胸膈に聚まっている場合は、上焦は実しているようにみえても中焦はその勢いに逆らって虚す。
- 久病の者の治療や急卒の人の場合は、直ちに腹部の虚実を判断してはいけない。
- 陰実陽虚の場合は、軽く手を触れて診ると無力、押さえて診ると有力である。
- 陽実陰虚の場合は、軽く手を触れて診ると有力、押さえて診ると無力である。

※　脈と腹の虚実は少し意味が違うので注意する。腹は直接五臓に触れる為に正気と邪気を問わずモノがあれば実とする。

10　虚里（腎間の動と間違えない）

- 腹診に先立って虚里の動（左乳の下3寸）を診る。
- 激しく動く場合は服の外側からでもわかる。
- 甚だしくなる場合は元気が脱したことを指す。
- 虚里の動の源は胃の気である。
- 正常であれば押さえても迫ってくるような緊張感はない。宗気（呼吸の気）が膻中に聚まっている。
- 強く手を弾くように感じる。宗気が膻中を貫いて缺盆まで勢いが及んでいる。
- 動きが速く時々止まるのは胃に原因がある。代脈即ち結代は中焦が上下を断つことで起こる。

▪ 結代する場合は痼瘕…痼：場所が固定している塊

痕：場所が固定していない塊

※　脈の何処で結代しているかを腹症と合わせて診察する。

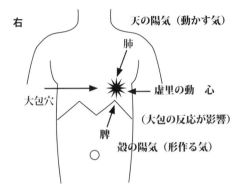

参考　心の拍動異常（ドキドキ）
　　は陰陽のバランスの崩れか
　　ら起こる

・息を止めて苦しいのは陽気不足

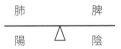

・絶食して急に高カロリーの食物
　を食べることは陰気過剰

図2_3

11　死兆（限りなく死に近い兆し）

▪ 九候の状態によく現れる。

▪ 動いて時々止まり九候に悪い症状がでる。

▪ 動悸が速くて元気だが、身体は痩せて寒がるのは胃に虚火がある。

▪ 動きが速いが死なない場合は驚、怒、過酒が原因である。

▪ 時々止まるが死なない場合は痰飲、食積、疝瘕が原因である。

12　動悸三候（三焦の動悸）

▪ 膻中：静かなのがよい。

▪ 越人は「血脈を治する者は虚里の動を穏やかにする事である」と述べている。

▪ 虚里と寸口は同じ動きをする。（荒々しい場合や結する場合等）

▪ 虚里の動が衣服の上からでもわかる場合は

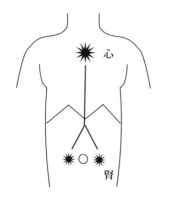

動悸：血液のやりとりは心－腎が基本である。本来心が居住する上焦空間は肋骨に囲まれ下は膈に遮断されている。正常なら心臓の拍動や動脈の拍動は抑え込まれているが、それが体表面に現れて骨に伝わって外からでもわかるのは病である。また衛陽が虚した表虚の場合でも起こる。

図2_4

1. 宗気が内を固められず中気が虚は凶徴である。
2. 陰虚陽盛である。

▪ 虚里の動を
　・軽按して触れるが、重按しても触れないのは気虚である。
　・軽按して洪大の脈状でも、重按して虚細なのは血虚である。
▪ 結代で沈遅は寒積、浮数は熱積である。

参考　老人性耳鳴り（低音の耳鳴りと動悸）について
　　　聴覚に疾患がない場合で起こる耳鳴りは心臓の拍動が骨を介して耳に伝わっている事が多い。例えば血圧が高くて心臓の拍動も正常ではない場合である。

▪ 血圧が高く血に勢いがある場合はその余韻が音になり上昇していく。
▪ 血圧が低く血に勢いがない場合は無形の音だけが脳に響いていく。
▪ 流体する血の陽気が強い場合は、それを管理する心臓が正常に働くことが出来ずに心陽気が溢れ、脳が正しく感覚を判断することが出来なくなり幻聴を聞くようになる。
▪ 古典には胃の気が少なくなって食べられなくなった場合で生じる幻聴に対しては「海水を染み込ませた綿花を口に含ませると良い」と書かれている。

13　腹部の動悸を診る場合（正常であれば動悸はない）

- 邪気と元気とを区別しなければならない。
  - 軽按して動悸が強いのは邪気である。
  - 重按して動悸が強いのは元気である。
- 邪気の動きを診る。（手に変動があれば多くは邪気の動き）
  - 鳩尾下の左右の脇に手を押さえて邪気の動きがあり、今日は触れるが明日は触れなければ邪気が離れたことを表すので元気を補っていく。
- 押さえた時に上下左右に正体不明の動悸がするのは邪気の動きと正気の虚脱を表す。例えばろれつが回らない、視点が定まらない、尿が出ない等は治療不可である。
- 生気がどう動いているか、好転しているかにより死生吉凶を判断する。
- 邪気に対する反応としての動悸が強くなっているかどうかを確認する。
- 虚が強い場合や実が強い場合は動悸がわからない。なぜなら元気が虚して無力なのは、元気があまりに弱く邪に取り込まれてしまう為である。皮膚が堅厚で不明な場合は脈で吉凶を判断する。

動悸図解

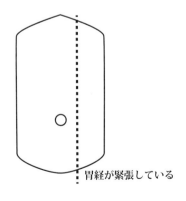

胃経が緊張している

図2_5
- 動悸が移動するのは腎中の相火の散乱による陽虚である。
  1. 平生の気虚
  2. 怒り易い
  3. 疲労
- 欲求不満は動悸しても速くなく逆に沈んで遅い。

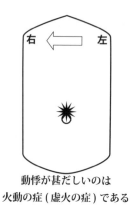

動悸が甚だしいのは
火動の症 (虚火の症) である

図2_6
- 動悸が左から右に心窩（鳩尾）まで強く打っている場合は陰絶である。陰火の上炎が甚だしいので必ず死病である。
- 動悸不足で脈微細は最悪の兆候である。

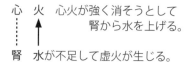

心　火　心火が強く消そうとして
　　　　　　　　　　腎から水を上げる。
腎　水が不足して虚火が生じる。

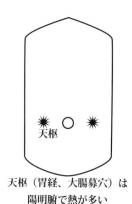

天枢（胃経、大腸募穴）は
陽明腑で熱が多い

図2_7
- 左に動悸するのは正常である。
- 右に動悸するのは脾胃の病(痰・湿)である。
  死証は命門の火が旺気して水と火が高ぶっている。

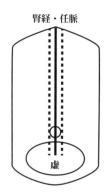

図2_8
- 大病後の動悸は元気が衰えて相火が散乱する。それは父母から受けた本源の水が虚すからである。
  1. 先ず任脈、腎経の色艶、発汗の有無を診る。この時カサカサであれば乾いている。ペッタリであれば虚している。
  2. 次に下焦の虚の程度を診る。

- 心窩胸下の動悸は水火が共に衝突して動いているからである。気逆は火を生じ、火は水を誘導して聚まり、水が聚まればまた虚火が作られる。
- 腹部の動悸が治まらない場合
  1. 浮散は虚を表す。2. 実は湿熱を表す。3. 微細は陽虚を表す。
- 腹熱は外に現れない。水分や臍中の動悸が高ぶっていれば熱病で有熱の証は寒剤を使用する。

  手の脈が盛んで外に寒証がある場合は、寸口脈で動静を決めて温薬を用いるかを判断する。

  寸口の脈　浮：寒剤、黄連、黄芩、石膏、黄柏
  　　　　　沈：温剤、附子、乾姜

図2_9

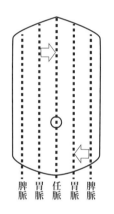

脾　胃　任　胃　脾
脈　脈　脈　脈　脈

- 胃経二行を押さえて動きが任脈まで響くのは、二行にある水分の真假を明確にさせなければならない。
- 腹部の胃経上を押して任脈側の内側に響くのは良くない。
- 陽明は、飲食→口→陽明→便・尿と常に動いているところなので脾経側の外側に響くのが正常である。
- 腹部に腎間の動悸の影響を受けていない動悸がある場合は必ず死病である。
- 身体が前方に引き攣って背中が丸くなる亀背は、陽明の熱が腹部の筋の水分を乾かして筋肉を硬直させる事が原因する。

図2_10

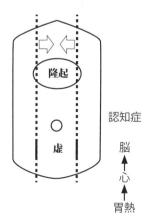

隆起

虚

認知症

脳
↑
心
↑
胃熱

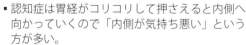

- 認知症は胃経がコリコリして押さえると内側へ向かっていくので「内側が気持ち悪い」という方が多い。
  中脘は隆起して盛り上がっているが、関元は虚して大巨は固く緊張している。
  胃熱が筋肉の水を乾かすので痙攣し便秘、血圧上昇等の症状がある。

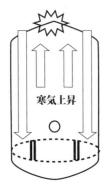

図2_11
- 心腎の交流：膈で隔てている胸郭の外に漏れて伝わってくる病である。
- 動悸が高ぶり上衝すれば賁豚病である。

『難経・五十六難』の「腎の陰臓が病んで積病になった場合」は、病状が少しも安定しない事を指すが、小腹に形のある邪気が存在して心窩に至り、また小腹に帰る病症である。心悸易驚、煩燥不安の症状が出易い。

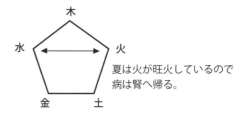

夏は火が旺火しているので
病は腎へ帰る。

図2_12
- 薬を飲んでも動悸がして押圧すると痛むのは宿食がある。
  軽い場合は消化剤を与えて消化させるとよい。
  重い場合は下剤を与えて下させるとよい。

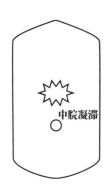

図2_13
- 腹直筋が緊張して動悸が弾くように触れるのは食毒であるから解毒する。

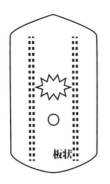

図2_14

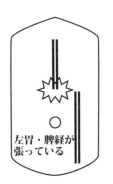

- 糖尿病や情緒障害等の久病で食事が満足に食べられなければ動悸が強い。動悸が高ぶって触れなくてもわかるのは胃気が絶えようとしている。その場合鍼灸治療は出来ない。
- 緊張が脾胃の高さの臍の位置で止まっているのは、胃が傷付いて体温を作られないからである。
- 緊張が臍下（腎の部位）まで伸びているのは腎が傷付いている。水が作れない。
- 腹哀から大横にかけて任脈が窪み、腹直筋が異常に張って盛り上がる。

左胃・脾経が張っている

任脈は営陰気が内に引っ張られるために窪む。

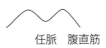

任脈　腹直筋

このような人は決して浅い鍼で表面の衛気を行らせてはいけない。それはモノがない状態で衛気を動かすと陽気だけが空回りするからである。

図2_15

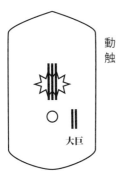

大巨

動悸⇒腎気の上逆　劇症
触れずにわかる強い動悸　｝腎水枯

↓

動悸⇒瘀血（左なら時間経過長い）

- 動悸があっても無根の場合は臍の上下左右の何処かに硬結がある。
- 臍中に動悸がないのは無根の動悸で死証である。
- 臍中の動悸は君火の高ぶりによる。
- 動悸診では滑らかかどうかをよく診なければならない。
- 指に弾くような場合は元気が尽きて邪気が旺盛である。
- 動悸が強くても緩な場合は病が重くても治る。例え死に至るようでも急変しない。

▪ 中脘を軽く押圧して左肋間の胆経・季肋部に響くのは上逆しようとしている。これは少陽病・胸脇苦満である。

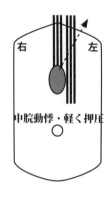

図2_16

押圧して左に響くのは上逆しようとしている。左陽の働きが正常なら降りていくが、病の時は上逆し易い。しかし病は膈より上へは簡単に上がっていけない。また押圧して下に響くのは脾胃腎の何れかに問題がある。中脘から何処に響くかにより病巣を知ることが出来る。

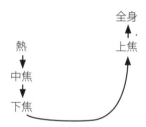

▪ 人の陰気が衰えると陽気が高まり腹動して鳩尾に至る。これは陰虚火動である。
▪ 動悸が高ぶらないのは脾胃の虚である。
▪ 中気が衰え運行が速やかでなければ臍傍や臍上の動悸が高ぶっている。
▪ 動悸を押さえて痛みが甚だしいのは胃気が弱っている。
▪ 諸痛有る時や動悸が強い時に灸は不可である。痛いという感情は心が激しく動くことにより起こるからである。

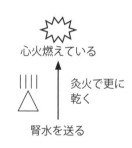

図2_17

▪ 腹部の動悸には①陽虚と②陰虚がある。
　・陽虚動悸
　1. 腹力が弱い。
　2. 右（陰実）に動悸が偏り心臓の拍動よりも更に弱い。
　3. 動悸が微である。
　・陰虚動悸

1.　腹皮が乾燥している。

2.　左（陽実）に動悸が偏り心の拍動よりも強い。

3.　動悸が細数である。

4.　虚労の脈を示す。

- 動悸で虚実を知ることが出来る。

  ・無力で軟は虚証である。

  ・有力で堅強は実証である。

14　診肺（呼吸の状態を診る）

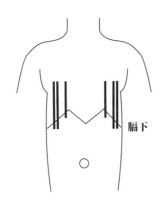

図 2_18

- 潤で有力は肺気充実。
  柔で無力は胃気下陥。
  皮膚枯は肺虚（枯：皮膚の乾燥や黒ずみ）。

膈下

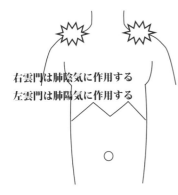

右雲門は肺陰気に作用する
左雲門は肺陽気に作用する

図 2_19

- 古典の虚は陰虚衰を指す。則ち陽気の衰えを指すことが多い。衰よりも虚の方が病としては重い。
  ・肺虚証は中府・雲門が極端に落ち込んでいる。
  ・女性で生理が関係する時は缺盆に反応が出る。
  ・肺陰気に対して働きかけが強いのは雲門。

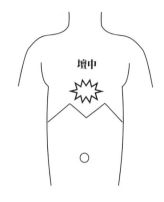

図2_20
- 胸郭が大きく上下する動きは痰火壅盛、滞気火鬱による。吐・衄の兆候は皮膚壮熱する。
  ・吐は食道にモノが詰まっている為に現れる症状。
  ・衄は風邪ひき後の発熱を治す過程で現れる一症状。

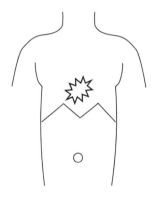

図2_21
- 肋骨が剥き出して光沢が無ければ真陽が皮膚に浮上した虚である。例えば小児の咳漱や大人の虚労でいずれも難治である。
- 肌肉が実しているのは心肺の実である。風邪（邪実）をひいて咳も熱も治癒し難いので、外表より邪気を除こうとして生理的に実して張ったように見える。
- 肋骨が張ったように見えるのは最も難治である。
- 鏡の如く光って見えるのは真陽が外に表れているからである。
  鏡の様に見えて緊張しているのは皮下に水が浮いているので死病である。

15　診心（症状がある時に心はどう動いているかを診る）

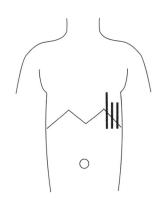

図2_22

- 軽按で触れた時に邪実でしかも有力で動悸が無ければ心堅である。これは心臓の堅固の働きによる正常である。
- 軽按で触れた時に動悸が有り、更に重按で触れて有力であれば正気が虚して心陽気が乱れている。
- 重按で掌に弾く様に感じるが無力であれば驚によるので自然に治る。

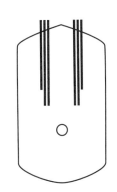

図2_23

- 腎蔵は陰臓で、左腎水と右腎相火から作られている。そして循環して右腎の陽相火（火源）が正常に作用し心に正しくリンクしなければ右図の様な腹症を表す。左腎と右腎の詳細は『難経・八難』『難経・三十六難』『張景岳右命門論』を参考にするとよい。

図2_24

- 動悸と静止が出来ず自分で身体を揺するのは心神の衰えによる。情緒障害は心窩にある積聚が原因することが多い。
  右脇塊無は気の聚まりにより形が定まらない。
  右脇塊有は食の聚まりによるので形が定まる。
  但し宿食や毒等の陽性の邪はこの規定には定まらない。

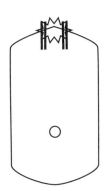

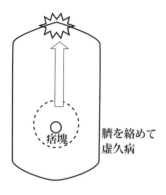

図 2 _25

- 久病で下腹部が虚して無力で痞塊が心窩を卒衝すれば不治である。
- 痞病とは心腎の交流を拒否している病を指し、交流が止まって塊となり心を衝く症状を表す。

痞塊

臍を絡めて
虚久病

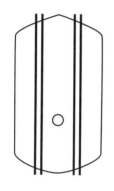

図 2 _26

- 左右の胃経が強く張って板状になっているのは、酒気が盛んで血が凝滞する為で、凡そ3〜5年以内に吐血する。酒の7〜8割は胃で吸収される。胃は本来熱が多い場所なので更に胃熱が激しくなり乾く。そして胃が乾かされると腹直筋が張って任脈が落ち込む。穀物や野菜と一緒に食べて胃を潤して熱を冷ませばよいが、それらを食べなかったり油物を食べて熱が上昇すれば筋肉が引き攣って嘔吐する。飲んで下痢するのは解毒による生理現象で、便秘は解毒されず肝臓に毒が回り肝硬変になる事もある。

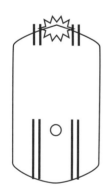

図 2 _27

- 心窩動悸と臍下痛が有り、心痛、吃逆、嘔噦する場合は難治である。

図2_28

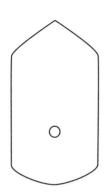

- 心窩が鋭角で盛り上がっているのは悪候である。これは上焦空間の面積が小さい。形は肺気が管理して先天の形、後天の形はあるが、火によって金の形が変えられ調えられる。細身の人は心肺部が弱い。不整脈があり調息するのに時間がかかる。

図2_29

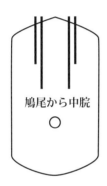

鳩尾から中脘

- 食べる事が出来なければ胃気の虚廃となり空回りする。動悸が治らず相火が散乱し水が乾いて最後は必ず亡くなる。
  しかし傷食、霍乱、喘息等原因があって動悸しているのならよいが、特定の原因もなく動悸して止まなければ相火が散乱している。

図2_30

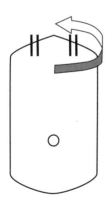

- 陰病は陽病へ伝わるので動悸が背中まで響けば必ず狂う。
  『難経』では「陰病は陽へ伝わる…」と述べている。

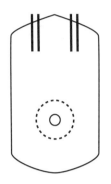

図2_31

- 心窩に気が聚まって臍が抉られているのは死証である。

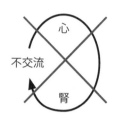

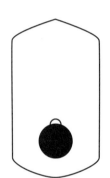

図2_32

- 動悸の響きが電光の如く爛々としているのは死証である。

  『難経』では「三日後に死に到る。」と述べている

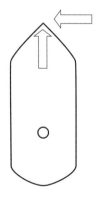

図2_33

- 心窩が鋭角で労咳は悪候である。
  心窩が鋭角になると上焦の空間容積が小さくなり、肺が虚して呼吸は小さくなる。この時肺を中心に治療すると肺気は更に虚すので注意する。この場合は先ず空間容積を広げてから治療する。
- 心窩の鋭角、鈍角について
  形は肺気が管理している為に先天の形、後天の形はあるが火によって金の形は変えられ調えられる。五行は火剋金になる。

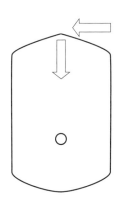

図2_34
- 心窩が鈍角の労咳は良候である。
  心火は下へ降りるのが正常であるから心火を降ろすと、心窩が鈍角になり空間容積が広くなる。鳩尾を押さえて痛むか痛まないかで、痛みが突き上げた時に壇中に近い方が危ないという。

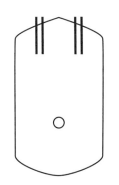

図2_35
- 心窩に数動有でイライラする場合は鳩尾に上衝している。腹中の気が上行して不眠症になり易い。
- 参考：不眠は頭を冷やすと眠り易いがソワソワして落ち着かないなら、瞬間的に胸部を冷やしてもよい。

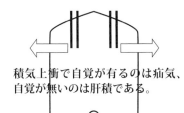

積気上衝で自覚が有るのは疝気、
自覚が無いのは肝積である。

図2_36
- 痃症で食後苦しければ左右に広がっている。この場合は食べても味が無い。
- 右は食滞、左は疝病で痃積痛が有る。
- 正中痛は食べられないが、左右痛は食べられる。

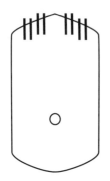

図2_37

- **右凝結**は食べた物が鬱滞したことによる圧痛で
上焦に邪有り。
左凝結は湿、疝瘕、淋、痔、陰鮮したことによ
る圧痛を指す。

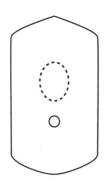

図2_38

- 身体麻痺は陽気が乏しく気弱になっている為に
中気が虚して腹部が虚脹する。棒灸やカイロな
どで温めるとよいが、便秘していれば更に乾く
ので行なってはいけない。下痢の人には効果が
ある。

16 中脘診（押さえて自然に力がある。潤有りは脾胃の実で良い腹候）

基本的な穀気の流れは薬物治療の基礎になり、全体に薬物の味で効かせていく。

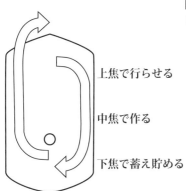

図2_39
このように調和が取れているのがよい。

上焦で行らせる

中焦で作る

下焦で蓄え貯める

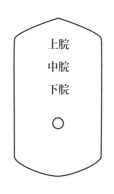

図2_40
- 積聚、食滞⇒堅、有根で潤いがない。
- 中脘の動悸が渋、滞り⇒実（消化不良）。
- 泥・軟・潤い無しは胃中の元気不足で虚証である。白朮、人参を用いるとよい。

図2_41

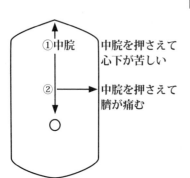

- 中脘を押さえて上下へ伝わるのが激しく動悸する場合。
  細脈の場合は任脈の動き
  食べられなかったり、食べても化成する力が無ければ正気の低下を招く。
  具体的に中脘を押さえて無力、無動悸の場合は正気の抗病力が低下しているか無い状態である。

①中脘　中脘を押さえて心下が苦しい

②　中脘を押さえて臍が痛む

　中脘動悸は病邪に抵抗している反応である。一般にこの抵抗力を抗病力という。そしてこの動悸は陰気が消耗していることを指し、激しく強いほど陰気の消耗は激しい。これは大病後に正気が消耗して胃の気（陰気）がまだ作られて補充されていない状態を表す。この時中脘を押さえて①上方に向かうのか、②下方に向かうのかを見極めることが大事である。

　診察順序は①中脘、②下脘、③上脘の順に行う。なぜなら上脘の反応は中焦からの穀気が不足して下焦の腎に備蓄出来ず、上焦の心に陰気を上げることが出来ないために、上焦の空間が冷やされず熱気が多くなって生じる反応である。故に

① 上脘の方に響くのは心肺に病巣が向かっている。…②よりも悪化している。
　　心悸亢進、咳、不眠、耳鳴りなどの上焦の疾患を見る。
② 下脘の方に響くのは肝腎に病巣が向かっている。…①よりもまだ良い。
　　下痢、下肢寒冷、腰痛、下肢痺痛などの下焦の疾患を見る。

- 胃寒で無力、無動悸は生きたいという強い生命力が少ない。
- 大病して無力、嘔逆は中脘から邪が心窩を突き上げ逆流させたことにより生じる。この無力の腹候は押さえても何の反応も抵抗力もない状態。
- 寒熱を診る熱虚実の診断基準は触って熱いか冷たいかによる。胃腑は体温を作るところなので通常は温かく感じる。
  - 大病して冷たく無動悸なら死が近い。
  - 元気で冷たいのは発汗後冷えたからである。
    発汗するのは風邪・摂食・動き・

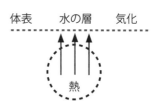

体表　　水の層　　気化

熱

気温等により熱が上がっていた証拠である。

▪ 虚実は排便の有無等で確認する。

　・最近の様子が表れていることも多い。また食後直ぐ等仮性の実も多い。

図2_42

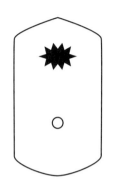

▪ 中脘に動悸があれば白朮、痰飲があれば蒼朮、押圧痛があれば我朮を使う。但し内に邪気が多い時（癌等）は朮が邪気を養うので与えてはいけない。動悸がして腹筋が弱く脾胃が虚して不止下痢、腹痛、減食欲等の症状が有り、動悸が有るような無いような状態で押さえて力がある有根は左右の均衡が取れていない。これは脾胃実を表す。

図2_43

中脘を押さえての響き方

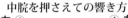

①②に響くのは慢性的な食積・食滞なので油物や味の濃い食物の過食による。便秘の有無を確認して下法を選択するとよい。

③に響くのは心鬱や悩み事等による不眠の事が多いので安定剤や発散させる方法を選択するとよい。

④に響くのは考えながら物を食べる事が多い、胸脇へ響き更に食べ続けると胆経から大包へ響き、心包経と繋がり息苦しくなって不整脈、胸脇苦満となる。

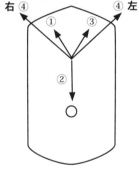

図2_44

▪ 胃経上の腹直筋が盛り上がっているが触れても痛まず、堅そうで押さえると凹むが堅くない、膨隆しているのに無痛なのは胃腑が虚して胃経が緊張している脾胃虚である。

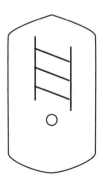

17 水分（水分穴の反応を確認する）

▪ 水分：水穀を分けて利す作用を有する陰陽を分別する経穴で、寒熱を調節
して表裏を開闔する穴である。

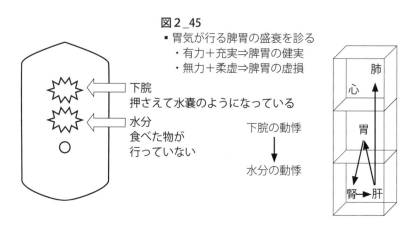

図2_45
▪ 胃気が行る脾胃の盛衰を診る
  ・有力＋充実⇒脾胃の健実
  ・無力＋柔虚⇒脾胃の虚損

下脘
押さえて水嚢のようになっている

水分
食べた物が
行っていない

下脘の動悸
↓
水分の動悸

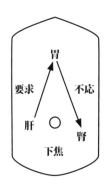

図2_46
▪ 水分は下焦の反応の投射されるところである。
① 下焦（肝・腎）に不都合が起こる
  例1：外傷等により内出血が出来る→瘀血
      （熱）が肝に影響する。
  例2：足元から強い寒気が入り（厨房などで）
      その寒気に対し体温を上げようと腎が旺
      気する。
② 肝・腎がエネルギーを胃へ要求→胃はモノを作
  る為に穀を要求する（食欲）が食べ続けると胃
  が疲れる。
③ 胃が疲れて食物を送れなくなるが、それでも要
  求を続けた結果下脘の動悸になる。
④ 下焦の二臓の要求に中焦が応えられずに空焚き
  状態になる。その結果水分の動悸になる。
この場合の治療は瘀血や寒気を除いて肝心の要求
を抑え胃を治していく。

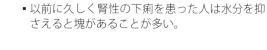

図2_47
- 以前に久しく腎性の下痢を患った人は水分を抑えると塊があることが多い。

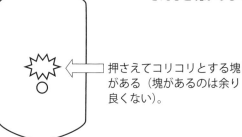

押さえてコリコリとする塊がある（塊があるのは余り良くない）。

図2_48
- 命門の相火が高まると不整脈や心臓の動悸に繋がる。

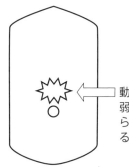

動悸は命門相火の炎上なので腎気が弱い。故に腎水を補えば相火を高ぶらせている原因が鎮まるので胃が治る。

第2章

腹法愚解

- 動悸は肝腎の虚火により生じることが多く、治療には三黄加石膏、麦門加石膏、黄連湯を用いる。
- 水分の動悸を治めるのに通常二つあり地黄（腎の相火を鎮める）と牡丹皮（肝の相火を鎮める）の類を用いるが、それが効かないのは臍帯が絶している為である（胃の気が絶している。）
- チクチクと臍の底の方から動悸が起こり、臍に沿って動きが有る場合の多くは治らない。
- 実証で動悸が外表に有って裏底にない場合は不治である。これらは全て微妙な反応症状なので細かく丁寧に診察する。未熟な診察では分別出来ない。
- 茯苓がよく効く症状に加えて動悸が散漫、拘攣があれば建中湯を同時に与えるとよい。

- ・茯苓は心に不都合があり腎相火が上昇する場合に効力がある。
- ・建中湯は疲弊している脾胃を元に戻し胃の気を増やして相火を鎮める。

- 激しく虚して動悸があり体表からもわかる程浮いている場合は、熟察すればその病人の死期を知ることが出来る。

- 水分の動悸が高ぶり且つ地黄を与えてはいけない場合は、更に眼色、脈、舌等多面的観察による諸証を参考にしなければいけない。

- 生まれつき頑強なのに相対して下焦の元気が虚して虚火が動く者は罹疫症である。

- 医家は耳目の感覚が人よりも敏感でなければならない。しかし下焦の元気の虚を診ることもなく感覚だけに頼り、大柴胡湯等を用いて病人を衰えさせるのは誤りである。所謂目をもって色を見ず、耳をもって声を聞かずとはこのことを言う。

- 邪気が退いた後は下脘、水分の位置が細く筋が張ったようになって皮と肉が相離れ、押さえて手を持ち上げれば皮が手に従って上がるようになる。

- 皮膚が乾燥して潤いがなく年老いた者は十日以内に亡くなり、小児であれば三十五日以内に死ぬ。

- 水分の動悸に異常が現れる場合は労心の兆候である。

- 房事を行なって小腹が緊攣し、且つ水分の動悸がある場合は遺精の者と同じである。これを労心の動という。

- 水分の反応が左右に偏るのは必ず遺精する。

- 水分が空虚で臍下が弱い者もまた遺精する。

- 水分の動悸が次第に上に移り、元の位置がただぼんやりしているだけの者は死が近く、下方に移り気海が同様の者も死が近い。

- 諸病で水分の動悸が強く感じる場合で、最初にこれを鎮められなければその病は難治である。

- この動悸を鎮める薬味は生地黄に勝るものはない。

- 動悸が体表に浮いてわかる場合は虚に属し、沈んでわかりにくい底にある場合は実に属す。

- 水分の動悸を診て労心から発した事がわかれば、肝鬱の法に従って治療すればよい。

- 労心が甚だしい者は水分の動悸の高ぶりがある。或いは結代がある。

- 臍上、水分で動悸が有る者は脚気、腫満を発しようとしている。

- 臍中の動悸をよく診る医家が「有病の動悸を知りたければ、先ず無病の人を診ればよく知ることが出来る。無病で腎気の強いモノは強く押さえて尚動悸が無い。」と述べている。

18　臍中（臍に触れる）

- 人の長生と若死は臍で知ることができ、疾病の浅深は臍を押さえて診ることが出来る。故に腹診の要領は先ず臍を診る。凡そ天に北極星があるように人身には臍がある。名付けて天枢また神闕という。天枢より上方で天の気を知り、天枢より下方で地の気を知る。そして気が交わる分かれ目で人の気を知る。つまり臍は天の気、地の気、人の気の三の気を統轄するところで重要である。
- 臍の凹は神気の穴で生を保つ根である。中央は奥深く、輪郭は平たく調っているのがよい、徐々に押さえると有力で気が手に応じる者は内に神気の守がある。
- 仮に真綿の様に柔軟で押さえても気が応じない場合は衛が失われている。
- 突出して気の勢いが外にある場合は衛が固くなく、泥のように弱ければ絶命は近い。
- 古人は臍中の動悸で君火の変を窺ったが、平時はその動を窺う事は出来ず、病時の君火の変が生じた時だけ臍の動悸は病の深浅を知り窺う事が可能になる。
- 特に病もないのに日頃から臍の動悸を打つ人は真陰が虚して陰陽両気が交流出来ない場合で生じる現象である。その原因として①本来気弱である、②情欲のまま行動したこと等が考えられる。
- 『難経』では臍動悸を「脾気不足故也。」と述べている。

19　臍下（臍下を探る）

- 臍下から小腹に至り軽手で陥下、重按で亀板（板のように堅い）の場合は腎気が脱している。
- 臍下から曲骨に至り押さえて陥没而痛む場合は真水不足である（腎水が枯れて乾いている）。

- どの病気でも臍下が温かく拍動が未絶の場合は生きる。
- 小腹に邪が積在して拍動が遅緩而一止は腎積である。
- 病人で臍下甲錯して押さえても力がない場合は不治である。
- 陰虚の火が不動の場合は臍下に筋が立つ様に現れる。
- 陰虚火動の場合は臍下任脈間（腎経）が脱して満の如く現れ、両傍が堅く中に五分程間隔が空く。
- 臍下の動悸は水飲、熱毒、久病不食である。
- 臍下一寸で有動は奔豚が起きようとしている。しかし臍上一寸は既に奔豚が形成されている。
- 小腹が綿の様に軟らかく腰痛になる場合は腎労である。（立ち仕事等が過ぎると腎を傷る）
- 小腹の右傍に凝結するのは蓄血である。
- 小腹の左傍に凝結するのは血室を養う衝任帯の三脈が出る気衝が痛む。即ち経過が長く瘀血が熱化している陽明病である。
- 小腹に燥尿があって横骨近くに迫り、且つ左側に塊が作られて邪が長く充満すれば右側に移る。
- 男子の疝、女子の帯下は臍の右に反応がある。そして重按すれば陰部へ響き軽ければ臍下に止まる。
- 疝塊は通常臍の斜下に出来る。脾胃の不足により凝結する場合はそれよりも下に作られる。
- 老人といわず臍下に動悸する場合は危症である。
- 脚気、労働、湿毒の三候は臍下五六分に動悸が作られる。
  - ・労働はこの動悸と虚而数。
  - ・脚気はこの動悸と弦。
  - ・湿毒はこの動悸と不定であるので脈と腹症を合わせて判断するとよい。
- 左の臍下二寸の動悸は肝胆の邪である。
- 右の臍下二寸の動悸は痔であり血毒、痔毒である。
- 婦人で生理不順、口唇が乾いて足心が火照り、左臍下三寸三行に塊があるのは疝による。

20 腹中行（腹部の気血水の行りを診る）

図2_49

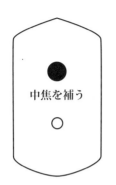

中焦を補う

- 脾胃の虚で短期間食べていない場合は、中脘から臍まで任脈が緊張して大きく触れる。
  中脘緊張、中脘に邪がある。**左梁丘瀉法**または**左豊隆、左太淵**で邪を排除する。
  脈浮実滑は左梁丘。
  脈沈虚細は右梁丘。

図2_50

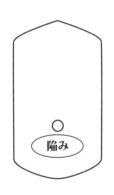

陥み

- 腎水が虚して関元から石門まで任脈が緊張して大きく触れる場合は陰気を補う。地黄は土気の脾陽を養って金気も補うので結果として水が救われる。
  地黄は腎水を補うと思われがちだが、先に脾土に働く。
  八味丸も腎虚より太陰補給が主となる。

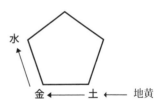

水

金 ←— 土 ←— 地黄

図2_51

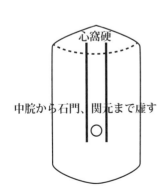

心窩硬

中脘から石門、関元まで虚す

- 腎虚と脾胃の虚が同時にある場合は脾胃の虚が先行して虚す。

  脾陽虚 ⎤
  腎陽虚 ⎦ 腹痛を伴う下痢をする。腰痛も伴う。

  直ぐ温め脾を補いモノを作る。

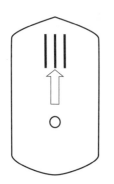

図2_52

- 正中線上の任脈・中脘の気が幅広く気盛んなのは胃熱である。
  下焦が中焦とリンクせず突き上げたことにより胃熱が起こる場合は腎で虚火が発生した為である。虚火が発生しているかの有無は①口渇、②臍からの突き上げ、③動悸の三項目で確認する。右関上浮滑、少し発汗、臍から中脘へ突き上げるのは腎虚火である。

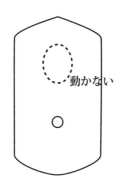

動かない

図2_53

- 任脈上の経穴に緊張がなく無動は胃寒である。
  空腹感がなく飲食すれば直ぐに吐く。

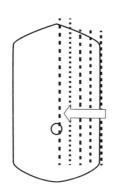

図2_54

- 任脈に反応が出る場合は悪候で内部涸燥を表す。
  反応の順序として任脈は最後。外側から順に反応してくる。
  胆→脾→胃→腎→任脈。外は熱が多く内側ほど水が多い経絡である。

図2_55

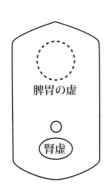

脾胃の虚

腎虚

- 臍上の任脈は脾胃の虚、臍下は腎虚である。大病で任脈に出現しないのは悪候。腎臓透析等の大病や、3カ月以内の大手術後で陰気の消耗が激しいのに任脈に反応が出ないのは抵抗出来ない証拠である。

図2_56

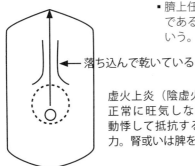

←落ち込んで乾いている

- 臍上任脈で溝の様に凹んでいるのは脾胃の虚燥である。虚燥とは食べられず乾いている状態をいう。

虚火上炎（陰虚火動）下焦の臓器が正常に旺気しない場合に出現する。動悸して抵抗する力がその人の腎の力。腎或いは脾を補う。

- 臍を行って凝結有り按じて痛めば寒疝也。

寒疝とは下焦に寒邪が入る病の症状。例：鼡径ヘルニア、膀胱炎、生理時痛等を指す。寒邪が強いほど痛みは強い。足三陰経（脾・肝・腎）のうち腎経が強張っている時は水の多い経絡だけに特に悪い。その時は心の動悸も確認する。

21　臍中（臍を診る）

- 脈が有力で一息二至、臍に力が有り充実している場合は腎気が充足している。
- 脈が有力で一息五六至は熱に属す。
- 手の下に虚冷を感じて拍動が沈微は命門の大虚である。
- 手の下に熱燥を感じて拍動が細数にして中脘に響く場合は陰虚の動である。
- 臍を押さえて四方に響く場合で一息一至は原気の虚敗で危険である。
- 吐血、衄血による動きが甚だしく中脘までその動きが溢れる場合は難治である。
- 臍（腹大動脈）を強く押さえて根底に動悸が有り、脈でいう "沈" の場合で、気口の脈も同じ "沈" であれば実証（便等のモノがある）か裏病である。
- 臍（腹大動脈）を強く押さえて拍動が "浮" の場合、沈めても力がない場合は表証である。
- 病で臍の拍動が軽く触れるだけでは得られず、強く押圧した場合に得られる拍動が沈実而小であれば実証を為す。虚証はこの反対の脈である。実証であれば下剤を服用させればよい。
- 腹診は先ず臍を診て押圧して有力であれば無病、押圧して無力であれば難治である。
- 腎気有余の場合は入房後に臍動悸を覚えても翌日には止まるが、虚人で入房後二三日経っても臍中に動悸がして止まらなければ危候である。これは肝腎の相火が発揚する為に脾胃から水を送るようにすればよい。入房の他に緊張、寝不足、金や時間に追われる仕事、過度に働く仕事等でも同様に発病する。
- 腹診の要は臍を診て絶しているか否かを診る事である。それにより吉凶を判じる事が可能になる。
- 絶している時は臍傍の気が脱し且つ臍と肉が共に離れ、臍傍が凝堅する場合は脾胃の虚を為す。絶していない時は脱せず堅くなく気実となっている。
- 臍中が堅く緊張して内へ押圧した場合、外皮は動いても臍が動かなければよい。重按して臍底に至り臍が動く場合は悪い。
- 臍を左右に動かして動く場合は臍絶。
- 本来臍は上下左右に動くモノではないが、左に動く場合は右方が虚、右に動く場合は左方の気が弱っている為である。
- 元気の虚実は臍にあり、按じて無力であれば元気の虚である。表裏共に有力

なのは元気の実である。

- 凝堅して有力は気実ではなく気閉である。
- 平人の臍は堅実で上下左右に動かしても動かない。気血が充実しているからである。
- 壮年の人は動く人が多い、それは精気が衰えるからである。
- 臍は煙管の頭の様な形状が良く、判断基準の一つとして臍の剛柔を診るべきである。
- 腎気が充実している人は輪郭が剛く満ちている。
- 輪郭が不明確な人は臍根が絶して気血耗虚による。
- 神闕の強弱は輪郭の明瞭に左右される。
- 神闕は腎臓の闕で生死吉凶を知る。臍の動悸を合わせて知るべし。
- 臍が浅くて小さい者は短命である。

22　小腹（下腹部を診る）

- 指で腹皮をつまんでも肉が一緒についてこない場合は元気の労である。軽症に見えても困治である。この状態で有痛の者は邪気未退を表す。
- 臍下の筋肉が張って堅く気が盛り上がり、肉が隆起して土塁（乾涸びている）様になっているのは三焦不和の兆候である。
- 三焦は水を行らせる道の為に、この部位が硬いのは身体に水気が足りていないことを表す。
- 壮年で臍下が無力の人は腎虚、按じて有力で温和であれば実である。
- 老年は常に下虚上実である。つまり臍下の気が弱く和頓（尖っている）、臍上は鳩尾に至り少し張っている。ひどくなると皮が白い粉の様になって手につく。
- 臍下に力がなく指で押圧すれば陥没する場合は小腹に力がある。腹直筋が隆起（水腫）して盛り上がるのは腎陽虚である。

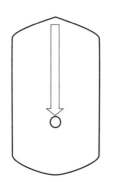

図2_57

- 柔軟で張力が伴っていれば元気の根本を指す。指3本位で柔軟に下方へ撫でる。この時呼吸も共に応じていればよい。

- 腎実（腎から溢れたモノは肝へ行く（水→木）、肝は動を管理することから動き過ぎてしまう）。

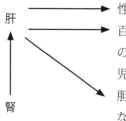

性器へ行けば射精する。

百会（脳を纏う）に行けば、脳は無形のモノの集合体の為に溢れて妄想となりあらぬ方へ動いてしまう（小児も溢れている、子供の思考はイメージの塊）。

胆へ行けば肝胆は昇発の臓器のため落ち着いていられない。

腎虚（水不足から胆の虚火が上がりあらぬ動きをしてしまう）認知症高齢者等。

23 両傍（両脇を診る）

- 肝病は両脇で診る。
- 男子の「肝積在左脇者」の多くは疝気。女子の「塊左脇者」の多くは瘀血（久病）。
- 痞証は上下の交通を拒否する病。押さえると苦しく動くと肋骨が痛むのは肝陽の高ぶりがある。
- 左腹に痞があるのは腎虚或疝、右腹に痞があるのは気鬱。
  ・気鬱で血が滞る。

気が滞ると脾が動かず血が造れない
　　肝が動かず膏の処理が出来ない $\left.\begin{array}{l}\\\\\end{array}\right\}$ 右胃経の代謝不足、筋肉
の引き攣りが原因する
（右胃経が緊張するのは
柴胡桂枝湯で治る）。

柴胡桂枝湯を使う条件は①右胃経の緊張②胸脇苦満③熱性下痢である。

- 左腹の痞は疝で、腎水が消耗して左に伝わり胸に入る。
- 肝臓血は左で診る。故に左天枢で血の盛虚を窺う。天枢は大腸募なので温度を調節して体温を下げる働きがある。血の盛虚は血の動きであるから、血中の水（血漿）と血球量が相関する。
- 血虚の人は左天枢が軽手で軟らかく重手で堅い。これは血分の燥を表す。血虚は血の絶対量の不足ではなく動きの低下である。重手で堅ければ拍動して肓兪に波動が伝わる、これは虚火上昇を表す。
- 食滞、飲酒は右脇下に反応が出る。胎毒は堅く食畜は柔かい。
- 胎毒は右傍に出る。女児で右脇下攣急者は病累歴が出る。
- 左腹が引き攣るのは逍遥散や抑肝散で和血する。

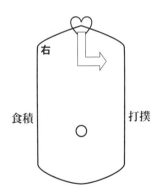

図2_58

- 動悸が左脇にある場合は肝火の高ぶり。心臓の高ぶりが響くのは左側で疝積及血塊（心が関係）の類。右にあるのは食積。
  男：疝病　女：瘀血。

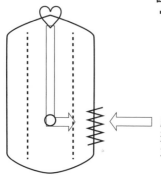

図2_59

- 心臓の拍動が期門・日月などに放散する。両方の胸脇苦満、胃経の緊張がある。下方の緊張が強ければ下焦に原因がある。中極、大赫が引き攣る。

肝相火の虚火により筋が乾いて萎縮する時、逍遥散や抑肝散で血を和する。
左だけとは限らず両脇にくる。

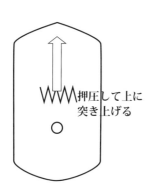

押圧して上に
突き上げる

図2_60

- 腹部真中が引き攣るのは小建中湯がよい。

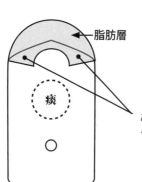

脂肪層

痰

この辺りを押さえて痛いか痛くないか。硬いか軟らかいか。

図2_61

- 左胃経が痛いのは通常、痛まないのは水飲である。
  - ①軟らかい＝水の層（浮腫）
  - ②硬い　　＝脂肪層

- 外邪で久しく不解の者は左腹筋が右に比べて無力である。
  右であれば邪が直接裏に入り陰血を侵して形を崩している。つまり慢性となり衛気の陽気不足になっている。左の方が無力である。

図2_62
体幹に水気を含む（浮腫）とは

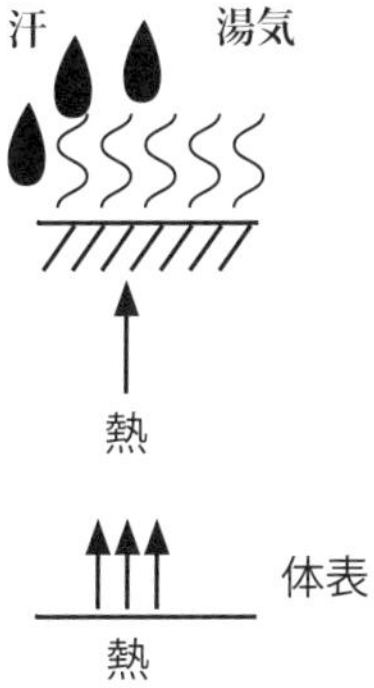

- 水気がないと体内の熱が流出する。
  食べられている者は熱の補給が出来るが、食べられなくなると体温が低下する。
  体温を衛るために水気を持つ。

- 肋骨に脂肪層が付いているのは内に熱の層を持っている。脂肪は備蓄して余ったのがここに付く。
  水の断熱とは違い燃やす必要があって此処に付いている。
- 左右ともに痛まず触られると心地良いのは胃気不和或いは血虚。建中湯がよい。
- 大便が出ない時に左から右、或いは左から下へ棒状の様に触れるのは燥尿である。
- 凝結が左から右に移る、或いは胃気の衰えが本来有り右に及ぶ場合は疝瘕である。これは胃気衰而運化不足により生じる。
- 肝臓の気が衰えて凝結する場合は臍の右下一寸に現れる。
- 左右の陽明経が拘攣して動悸するのは食毒である。
- 左の腹痛、蟲者は積病である。或いは食毒或いは水飲である。
- 右の腹痛、蟲者は血病である。
- 痞積、疝気等の邪が左に有るのは治し易く、右に有るのは治しにくい。それは左陽右陰による。
- 右臍痛は胃毒、左臍痛は遺毒或いは燥尿である。

- 右脇を押さえて引き攣るのは左足が痛む。反対も同じ。
- 鳩尾の外三・四分の所を按じて痛むのは目疾である。
- 幽門の上下に細い筋を見るのは耳鳴である。

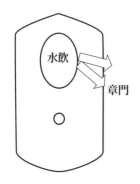

図2_63
- 水飲の動が心窩から左章門穴を経て厥陰少陽に連なるのは温薬で之を下せばよい。水飲が上がろうとしていれば下すべし。
厥陰病の便秘は白虎湯。
少陽病で下痢が激しく更に便秘になったら小承気湯がよい。

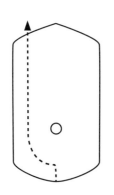

図2_64
- 右陽明、厥陰経が硬満するのは肝鬱で血不和による場合が多い。
柴胡湯或いは四物湯の類を与えるとよい。
生理前でも瘀血で陽明・厥陰経は硬満するが、瘀血以外でも硬満する。柴胡湯は血の動き、肝気胆気が旺気している時に使う。
四物湯は血水が乾いている時に使う。

24　脇下（脇の下を診る）

- 痞証は脾胃の気衰えて運行に力なく飲食を化せず邪が滞り聚まった場合に出現する。その痞が脇肋下に迫り板状の如くなるのは中焦気の虚が原因する。これは年を経るごとに症状が変化して腫れて盛り上がるので注意が必要である。

- 中風を患う者はその二三年前から章門から腰部にかけて押さえても緊張がなくなっている。右は治り易いが左は治り難い。補気行気の薬を与えればよい。また行気には深呼吸がよい。
  - 中風（顔面神経麻痺、痙攣）
    風に中り衛陽気が虚脱し表の水気が抜ける為に見る桂枝湯がよい。またお茶を飲むのもよい。
  - 卒中（半身不随）は身体の真中（心）または脳髄に直接邪気が入る。肺はモノが入ってきても呼吸で追い出すことが出来るが、心・脳髄は追い出せない。心・脳の機能が停止して命令を下せず膈下の器官の動きが止まるが、肺の動きは決して止まることはない。
- 四十才よりも若くて肋下が無力で陽気が弱い者はよくない。
- 脇から寛骨が攣急する場合は手足が引き攣る。
- 章門は常に水穀を扱う所で柔軟な部位であるから、日々灸をして陽気を助け水飲を除くのがよい。左右に偏りがあるのは壮年なら問題ないが、四十歳以上は左側は逐飲、右側は和肝するよう灸をすればよい。

※章門"章"を分解すると、立＋日（陽気が十分立つ所）＋門（内外のモノのやりとり口）で、つまり「鍼灸術で働きかけると陽気が十分に立ち上る」という意味がある。また脾募で穀を陽気と水気に分ける働きがある。空腹でモノが無い時は右章門穴が虚。食後に陽気が立ち上がり左章門穴が旺気するのは正常。逆に食後に左章門穴が張らなかったり、過食で右章門穴が無力は病気である。

25　腹痛（腹部の不快痛）

- 腹痛の原因（1. 積痛 2. 食痛 3. 蚘痛 4. 飲痛 5. 瘀血痛 6. 腸瘍痛）
  - 積痛：心窩が張って心窩不凹。心窩に手が入らず劇症である。
    積とは何が積もっているのか。邪気か正気かの鑑別が必要（小児の腹は病ではない）。
    積痛は邪気が積もり、横から見ても盛り上がっている。艶と色を診て色が変化するのは肝病。腠理と形を診て形が変化するのは肺病。

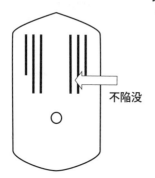

図2_65

- 劇症になれば心窩が柔らかく背中に付く程陥没
  することも有る。
  心へは下から聚まってくる。何処から上がって
  くるのかをよく知る。
  夢分流では胃土から排泄する。
  傷寒論では利水して排泄する。
  積病の形は張 ━━➤ 硬 ━━➤ 軟 ━━➤ 死という
  順で変化していく。
  陥没して抵抗感がなく正気が無に近づいている。
  （補給出来ない）

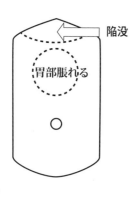

図2_66

- 食痛：心窩陥没して手が入る程背部に陥む場合
  は備急丸等がよい。
  食毒で痛む・強い毒ほど上方に上がり心窩が陥
  没して痛む。

  Q. なぜ陥没するのか。
  A. 毒を早く排出する為に発熱下痢をするが、
  急速に動く為に心火が実せず心窩陥没して胃土
  が膨張する。
  例. O-157等毒性が強い細菌性の下痢は止めて
  はいけない。この場合は理中湯で治療する。排
  除後胃熱が冷えるのを乾姜が温めて利水を図り、
  人参で心窩の支えを取り、蜜甘草で中焦を補う
  のである。

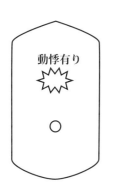

図 2 _67
- 蚘痛：痛む所を手で押圧すれば動悸を打つ。

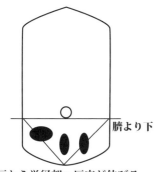

図 2 _68
- 瘀血痛：多く臍傍少腹に有り痛む所に塊有り。
  瘀血 ｝ 血の汚れ
  瘀熱 ｝ 血の乾き　⇒筋肉が引き攣る

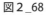

臍より下

大巨から鼠径部へ反応が伸びる。
右胆経に反応が出る。

　風熱があれば血がよく動き痛みがあちこちに動く。内風七情の風が血にのる。風がなければ動かず一点で痛む。反応が出る新しい瘀血は右に反応が出易く旧病になれば左にも出る。月経血が完全に出ずに残れば右大腿内側（肝経）に反応が出る。

第2章

腹法愚解

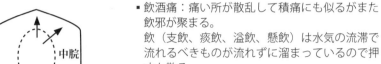

図2_69

- 飲酒痛：痛い所が散乱して積痛にも似るがまた飲邪が聚まる。
  飲（支飲、痰飲、溢飲、懸飲）は水気の流滞で流れるべきものが流れずに溜まっているので押すと散る。

押圧「積・溜まっているのが水でなく有形の邪気。
　　└飲・水気は無形で不定なので散乱する。

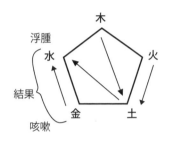

図2_70

- 腸癰痛：明らかにこれら五種の腹症に似るが、異なる場合でその腹痛に触れると外の肌表部位よりも滑らかに感じる。必ず右足攣急、小便淋瀝の病症有り。腸の出来モノや糞塊物やガスの移動。満痛、按ずれば上下へ響き声有り。水を時々吐くが吐けば痛み軽減する。瘀膿である。温薬或いは減飲食がよい。

大腸内の糞塊物が移動する時に胃にモノが有れば圧迫されて特に食後に痛む。
大黄牡丹皮湯の類で瀉下すれば痛みは止まることが多い。

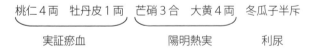

桃仁4両　牡丹皮1両　芒硝3合　大黄4両　冬瓜子半斤

　　実証瘀血　　　　　　　　陽明熱実　　　　利尿

牡丹皮は陰気が多い気味で引き攣りに対しモノで補う。

陽明の燥病は胃経の引き攣り。血の燥病は胆経の引き攣り。水の燥病は膀胱経の引き攣り。

反対の期門にいく

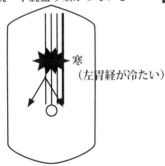

章門　京門　に痛み響く
積気有根
腎に積が有り心をつく

奔豚証（桂枝加桂湯）

図2_71

▪ 積塊の原因（1.積年の積塊2.食滞3.疝痛）
積塊が上に迫り①吐けず②除けず③呼吸も出来ない三症状に加えて三部の脈が結代し四肢厥冷する。

▪ 積年の積塊
・実証：按じればその痛み耐えられない場合。
・虚証：不痛の場合。

木　木気行らず　四肢厥冷

水　心腎不交　火
与えず＝結代　邪実の為火が
鎮められない

金　土
呼吸不可　飲食不可

上脘～下脘盛り上がっている

寒
（左胃経が冷たい）

中脘動悸甚圧を加えると天枢に放散する。天枢動悸甚だしく下焦に落ちてこない。

左胃経は陽気を産生し食べたモノの陽気が充実しているところなのに陽気が不足し冷たくなる。足三里も陥没する。左胃兪は胃気が充実していれば滞っているモノを下す。腸が動かず便秘になっているのではないので食滞が強ければ和す。則ち陽気を与える（汗をかくぐらい体操する）。

図2_72

▪ 食滞時腹痛、按じれば快を覚える。

左胃経が冷たいのは本来脾陽気で、肝陽気等の陽気不足がありモノが動かず、更に陽気が不足しているので上げ下げ（吐けず、下せず）が出来ないからである。

図2_73

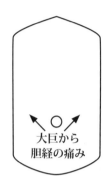

大巨から
胆経の痛み

▪ 疝痛
重按で臍下小腹に響く或いは散ず。
疝病は肝病で動く病である。鼡径ヘルニアも疝病で性器へ聚まる。

動く………陽の作用 ⎤ 動き過ぎる時は陽の
　　　　　　　　　　作用が強過ぎる。
静める……陰の作用 ⎦ 陰の作用が弱過ぎる。

⎡ 肝の陽上昇
⎣ 肝の陰低下　　胆経へ出る＝動き過ぎる、木経の病気。
少腹＝腎のエリアからも反応が出る。

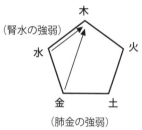

（腎水の強弱）
木
水　　　火
金　　　土
（肺金の強弱）

図2_74

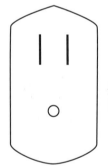

外表：柔軟 ⎤ 不治の腹
内裏：堅　 ⎦

▪ 腹部全体に痛む場合は常状であるが、中脘或いは中脘の左右が独り痛むのは不治である。

▪ 腹痛で寒熱暑湿飲食停滞等種々の原因があるが、これは営衛の閉塞である。

▪ 痛所に動悸がするのは相火が現れている。

▪ 動悸があるのに脈が静なのは虚。地黄丸がよい。

▪ 動悸があるのに数脈は実。血分に病があるので営血を瀉すとよい。

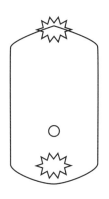

図2_75

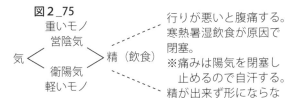

重いモノ
営陰気

気 < 　　　　> 精（飲食）

衛陽気
軽いモノ

行りが悪いと腹痛する。
寒熱暑湿飲食が原因で
閉塞。
※痛みは陽気を閉塞し
　止めるので自汗する。
精が出来ず形にならな
いので下痢・嘔吐する。

痛覚は神（心）が痛いと感じるので心が壊れた認知症高齢者等では痛みを感じない。心は痛いと思うと動悸して血を拍動させる。君火が拍動すれば相対的に相火の火も現れる。

図2_76

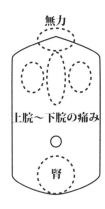

無力

上脘〜下脘の痛み

腎

- 玉痛の腹証（押さえて上・中脘が痛い場合を玉痛という）。
　玉痛＝奔豚＝上衝の病（下から上又は内から外に向かう病）。
　突き上げるが嘔吐物はない。
　cf. 上逆の病は下から上へ突き上げる (嘔吐物)あり水火の交流が上手くいかずバランスを崩す。

膈から上…火…引き攣って凝る
腎…水が冷えてスカスカする

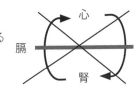

心

膈

腎

図2_77

- 癥痛
　腹内雷鳴音高い。皮膚甲錯＝サメ肌
　腹痛が激しく指で触れられない程痛い。塊=膿

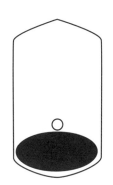

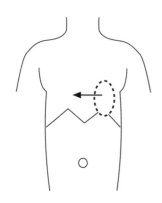

図2_78
- 心痛胸痺
  軽い場合は痛みが肌肉に有り、多くは左から右に響く。
  錐で刺す様に感じるのは真心痛で朝に発すれば夕方に死ぬ。
  一般に胸痺の痛みは浅く、懸飲の痛みは深い。
  中府、雲門の痛みは肺痛で圧痛が多い。
  飲は水滞病で、懸飲は打撲以外の肋骨に沿って痛む胸肋痛である。

図2_79
- 懸飲

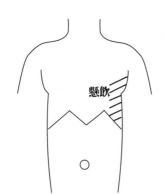

	皮膚
この水が滞る	肌肉
	骨

動きが低下して陽気が不足する高齢者に多い。

胸部 —— 呼吸する………ガス交換する ┐
　　　　 心臓………陽気が多い臓器 ┘………陽気が多い空間
腹部 —— 食べたモノが落ちてくるところ ………陰気が多い空間

胸は温かく腹部は冷たいのが普通。
本来陽気が多いはずの部位に陽気が不足する。・高齢者に多い。

26 腹満（ガス、糞塊物によることが多い）

- 鼓脹に虚実の弁別がある。鼓腹はポンポコと音がする。
  - 虚脹は脹力が弱く臍を押さえても力なく陥没する。
  - 実脹は腹脹が強く手で押さえても柔らかくない。臍力が上がって動かない。
- 脹満の邪がある所を知るには、水腫の脹と同じく押圧すれば手の下から冷える所を探ればよい。
  - 虚脹は臍を押さえても力なく陥没する。腹脹力も弱い。
  - 脹満の腹は "張子の人形" を叩く様に音が鳴るが、これは内空が虚している為である。
  - 不治の腹症は臍が上方へ舞い上がる事がある。これは元気が脱する為である。
  - 肺先、脾募の所が抜ける者は早く死ぬ。
- 腹脹は腹底に塊がある。一日の内で時々腹脹するのは大した病ではなく更に弁別すればよい。
- 腹満は先に送る力が弱い為に発する。

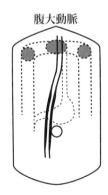

腹大動脈

図 2 _ 80

- 冬季にトイレで脳貧血や嘔吐を起こす理由は？

胃…モノを食べる ⎫ 腹大動脈を押 ⎫→ 脳貧血
腸…便がたまる ⎭ さえてしまう ⎭

冬は陽気不足の為にモノが胃腸に停滞し易いので、治療は陽気を補うのを原則にする。

第2章

腹法愚解

203

27 婦人（出産可能年齢の女性を診る）

- 男は陽に属して身体は陽を為す。故に強く女性の壮実よりも強い。
- 女は陰に属して身体は陰を為す。故に男とは格別に反して柔弱和緩を表す。
- 婦人の腹には陰陽の二象有り。
  - 陽症の腹は気有余血不足にして婦人の常腹（生理がある女性はこれを基本にする）。
  - 陰症の腹は気不足血有余にして婦人の変腹。故に壮歳に無病なるも妊することなし。

図2_81
- 不妊

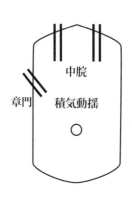

脾虚胃家実等（胃部に熱があるまたは邪気あり）
拒按甚だしく痛みと動悸あり、腰が常に冷える。
邪気があれば食べても身体に取り込めない。

図2_82
- 土から水に送れず下腹にモノ（気血水）が足りない。

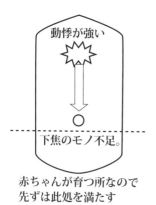

凹んでいる
① ━━●━━ 一段下がる場合は産後出血が多い。
　　　　　　（崩帯下、脱血の人、血虚の候り）
② ━━●━━ 一段上がる場合は過食による水滞。
脹れている
土（供給側）と水（受け入れ側）を調える。

- 生理が滞る場合は妊娠を疑うが先ず脈を診て（右を主に診る）尺沢、太衝

の二動が甚だしく微かに動悸があれば妊娠している。

図2_83

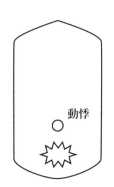

- 汗から妊娠を窺う。
  生理なく下腹に塊と動悸があり下腹を押さえた時胸元に汗をかくのは妊娠している。
  術者の体温＋赤ちゃんの体温＝母体の体温を上昇させる…有汗。
  ・動悸の押圧により乾いて胸から上に無汗は非妊⇒血塊
  ・手を沈めて動悸を打ち胸から上に有汗は妊娠。

図2_84

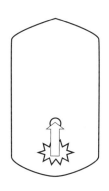

- 手で押し上げて妊娠を窺う。
  塊が元に帰るのは積聚瘀血である。
  ・朝食前に手で触れて温かく広く握れるのは妊娠している（不痛）。
  ・温かくならなければ瘀血である（痛）。
  妊娠しているとゴムのようでこれ以上は入らない。瘀血なら通る。右肝経から膣へ響いて行く。
  感覚の鈍りも瘀血が原因であることが多い。

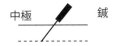

中極　　鍼

図2_85

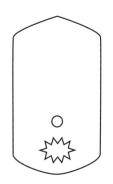

- 四五カ月経って動かないのは不妊である。これは肝病で引き攣けて痛むだけである。
  ・妊娠は痛まない。
  ・瘀血は痛む。

28　小児（男子女子の性差なく射精・生理がない人を診る）

- 4・5歳〜 13・4歳は筋肉が強くない為に腹皮は薄いので心拍動が多く動く。
- 4・5歳より少し中脘周囲が張るが、食物摂取により多少その形状は変わっていく。但し腹形は小さくよく締まっているのをよしとする。
- 10歳位から中脘・臍より上方が頭上に伸び、三焦は板の如く平らになる。俗に言う丈が長じて少し痩せるが、これは内の臓腑の大枠が定まり実するからである。初めは陽が成長して盛んになる為に気が常に上がり上腹部が張る。しかしその後陰が成長するに従い下焦が実するので板の如く真っ直ぐになる。
- 15歳より腎気が旺じて下焦も実する。女児の10歳頃の生理は肝の準備が出来たのではなく緩んで出血する為で早すぎる生理現象である。

図2_86
- 小児の腹図解

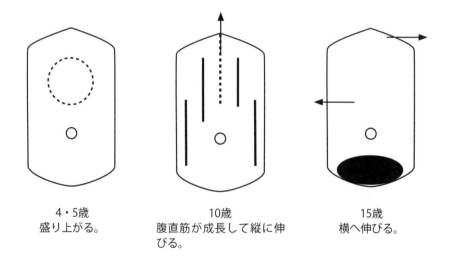

4・5歳	10歳	15歳
盛り上がる。	腹直筋が成長して縦に伸びる。	横へ伸びる。

図2_87
- 小児の熱
- 中熱＝脱水

水分
臍下

動悸上がらず、直視しない。
子供は陽気が多いので普通なら胸元
が汗ばむ。
小児の直視は家族に断わっておく
（一点凝視は脳障害の恐れがある）。

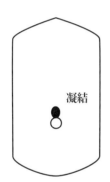

図2_88
- 胎毒
  臍下軟弱は癲癇である。
  少し離乳食を減らして脾胃を調和する。

凝結

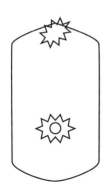

図2_89
- 有熱で動悸が少しあれば生きるが動悸がないと
  重症である。

29 中風 (天地の風邪を起点にして発する病症)

- 中風の候、坐骨肋骨の間、手按之陥没者大肉離也。
- 中風の漸而手足麻痺。
- 中風卒倒不知人事者。左或右大肉離之方手足不遂也。
- 左右共大肉離者為不治。難言語正人事弁必死。
- 大肉離は腹皮を持ち上げると分離して筋肉が摘めない状態を言う。王安道は「本来土が虚弱の人が風木の邪に当たる事により脱証を現わすのであるから治療は補剤が中心になる。東垣や河間が言う火や痰は総て風木により作られた治証なので、これが強い場合には攻火すればよい。」と述べている。

30 中気 (中風と中気の鑑別は皮膚と筋肉が分離するかしないかによる)

図2_90

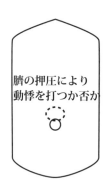

31 発熱

- 脈候有熱でも腹候無熱の場合は表熱で熱が去り易い。
- 小児の突然の発熱は脈候では決定し難いので腹候で決定する。
- 心窩に動悸がして熱が手掌に焼ける様に感じるのは不可である。

32 瘧（胃の気が損傷して痰飲がある場合は瘧疾の病が発生する）

- 夏傷暑、秋傷風でも胃の気が強ければ病まない。
- 飲食、房事、労働等で胃気が弱っている時に痰が中焦に溢れて病む。
- 胃の気の損傷がなければ邪気が発生することもなく、痰飲がなければ気血の運行が溜滞して邪気がまとわることもない。故に瘧疾は中気を補い痰を除くようにする。
- 押圧して皮膚が張り筋肉が緊張して常に胃経上で露見している。また塊がある場合もある。或いは塊を押圧して疼痛し腹大而熱感があれば、多くは痰飲の邪気が聚まっている。

図2_91
- 右臍傍を押さえると不快を伴うのは中気不足である。これは陽明胃経が邪を受けたことによる。

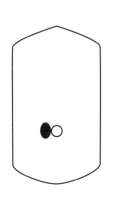

- 瘧は本来湿熱により生ず。
- 右脇下に塊が有るのは瘧母である。そして塊を押圧すれば疼痛する。この塊が発作時に疼痛し常に章門に動悸がして上衝し、胸下まで響く場合は死証である。
- 瘧を起こす邪気が左にあるのは悪寒が甚だしく、右にあるのは悪熱が甚だしい。

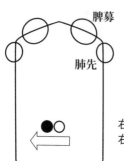

図2_92

▪瘧証と痢証は表熱が盛んになる。

▪瘧の腹候は右臍傍或いは右側全体に発生していることが多く、寒熱に苦しむことが多い。

右：不痞　左：痞
右：痞　　左：不痞　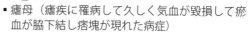は中焦凝滞で痰飲があることを表す。

腹力軟弱而外熱　肺先と脾募に痞証があれば
左天枢に動悸有り。
押圧不快　凝結が甚だしい。

図2_93

▪瘧母（瘧疾に罹病して久しく気血が毀損して瘀血が脇下結し痞塊が現れた病症）

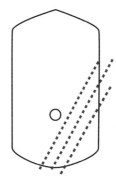

左脇から小腹が引き攣る。

33 痢病泄瀉

腸胃間の癖積に生じたモノを下し大便が快通利する事が不能な場合を言い、正常に形を為さない糞物を排泄する。変形させるのは全て火因による。則ち痢疾は火熱を因として寒湿食滞は二次因子である。

図2_94
- 押圧不快の場合は久病でも新病でも檳榔、枳殻で疎泄する。
- 押圧不快でない場合は久病でも新病でも補気剤で補う。

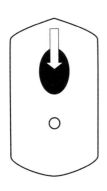

図2_95
- 痢病は脾胃の湿熱による。泄瀉は脾胃の虚損による。

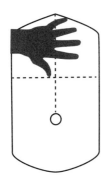

四指の母指の当たるところが胃上口で、ここを押圧して無力であれば胃気の虚で難治である。食未消化は中気の虚である。

図2_96

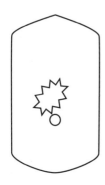

水分が少し膨張している。

小便微利
大便渋不通 }→滲利　水気也

図2_97

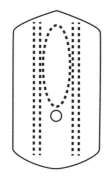

上脘
中脘 }に塊無く、または箏笛のように中が空虚
で腹直筋が少し緊張している者は虚証で
ある。補法を行なう。

図2_98

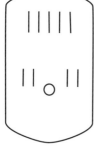

中脘
天枢 }を押圧して痛む者は積病である。下法を
行なう。

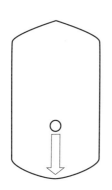

図2_99

- 水分に積滞なく下痢するのは正常に消化が行なわれている。

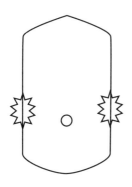

図2_100

- 章門に動悸が有り手に触れる場合は先に傷食があって必ず外邪がある。しかし手に触れない場合は内傷である。

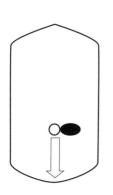

図2_101

- モノが左にあり凝滞していれば必ず下痢をする。

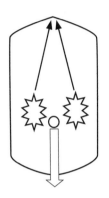

図2_102
- モノがあって凝滞している場合で押圧すれば動悸して上衝する場合は必ず下痢をする。

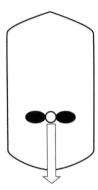
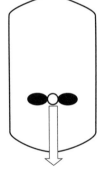

図2_103
- 堅くして動悸があるのは虚証である。六君子湯が主治する。

腠理開き腹皮無力

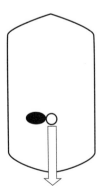

図2_104
- モノが右にあって凝滞しているのは死証である。

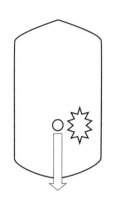

図2_105
- 小児の外熱で左に動悸があれば下痢をする。

図2_106
- 胸部に熱があって虚里の動が盛んな者は急激に痙攣症が起こる。

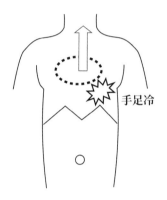

手足冷

図2_107
- 中脘に動悸があり嘔気が甚だしい場合は下痢の腹候である。

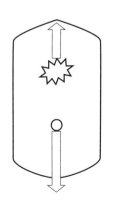

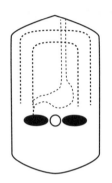

図2_108
- 痢疾で天枢の反応は大腸の距離で診る。左は肛門に近く右は遠いので右痞は悪候、左痞は正常とする。この右痞は下法で治療してもスムーズに下らない悪候である。

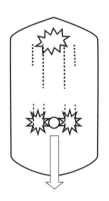

図2_109
- 不容　承満
　　　　臍傍

　少腹凝結

これらの反応の兼証はいずれも大柴胡湯証である。
この場合で動悸がある程甚だしい。

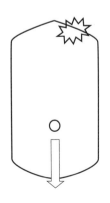

図2_110
- 食が入らず左不容を押圧すれば熱く痛む場合は瀉下すればよい。

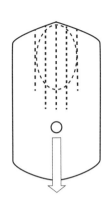

図2_111

- 心窩から下脘にかけて無力で泥様な場合は中焦が虚している。臍中に温補を行なうとよい。

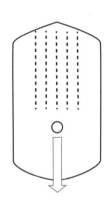

図2_112

- 中脘周辺の皮膚に熱感があるのは脾胃の湿熱である。臍下が虚しているのは脾胃の虚寒である。

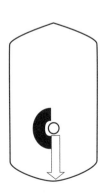

図2_113

- 痢証で毒が臍の右に動く者は死証である。

34 脚気・水腫・脹満

- 脚気は湿気と気滞の両方を感じる事により生ず。
- 水腫は中焦の陽虚を原因として陽水腫は外因、陰水腫は内因により生ず。
- 脹満は中焦の陽気が衰えて胃が穀を受けられず、脾が穀気を四肢に行らせる事が出来ずに中焦が痞閉して生じる。陽気が昇らず陰気が降りず清濁混雑して気塞血鬱する。

35 脚気（脚気は疝瘕と湿邪により起こる）

- 脚気で水腫・動悸が有る者は危候で、常に衝気するものは必ず助からない。
- 人迎動脈が強く拍動して水逆する者は難治である。
- 脚気水腫で心窩に水気が無い場合は大事に至らない。
- 水気が心窩にある者は治療してはいけない。
- 脚気で衝心は心窩の動を治療するが、その場合呼吸数と脈により診なければいけない。

図2_114
- 臍傍から任脈に響く者程脚気の程度が強い。

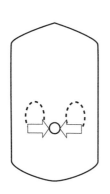

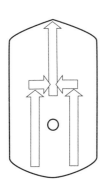

図2_115
- 足部からの湿邪による脚気は心を衝くことがある。

図2_116
- 臍下が動いて心を衝く脚気がある。

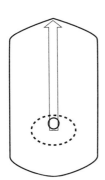

36 痞気病（痞気病は水を悉く水利出来ないことにより生ず）

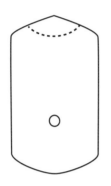

図2_117
- 心窩に水気がある場合で利尿しても再び結した場合は死証である。

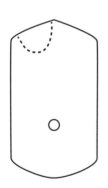

図2_118
- 右季肋部から心窩に至って結した場合で堅ければ危候である。

37 水気病（臓腑病理の変化の過程で作られる病的な滲出液により引き起こされる症状）

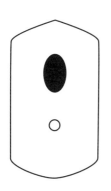

図2_119
- 中焦の虚が有りそれが束状になっている。

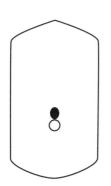

図2_120
- 水腫で臍が突き出しているのは元気が脱しているからである。
  そのとき臍の根が絶しているのは死証である。
  臍を押さえて移動するのは凶証で移動しなければ吉証である。

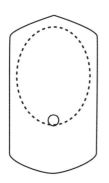

図2_121
- 押圧すれば臍に響く場合、重按して臍に根があれば脹満であってもまだ治療することは可能である。

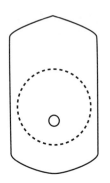

図 2_122
- 悪候の水腫は堅満で苦しく声を発し表面が硬いが内は空虚である。

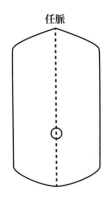

任脈

図 2_123
- 悪候の水腫は任脈を撫ぜても反応せず無神で肉が陥下し皮だけが摘める。

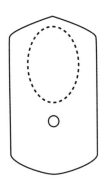

図 2_124
- 悪候の脹満は腹皮が薄くて軟らかく色がその初期は白いが、経過時間により黒色に変色する。

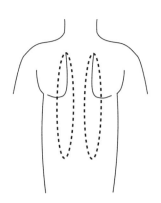

図2_125
- 悪候の脹満は背部の筋肉が強張って緊張して筋肉が青く見えるが、そのとき水腫脹満の症状が悪候であっても、関元・章門に元気が満ちていれば必ず治る。

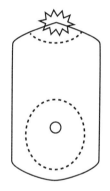

図2_126
- 脹満症で鳩尾の動悸が浮大であれば治療は可能であるが、浮細であれば治療は出来ない。

38 心虚 (心(神)の陽気が虚して痰が鬱した場合に見られる労心の腹候)

図2_127
- 左右の腹筋が強張ってしかも硬い。このとき特に左が甚だしければ心を剋している。

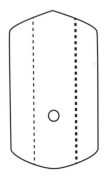

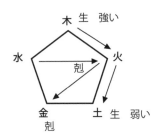

図2_128
- 水分の動悸が甚だしく結代する。

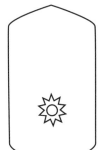

39 労疾（労働を原因とする腹候で皮膚薄く潤沢無し。押圧すれば臍中に動悸が有るのを特徴とする）

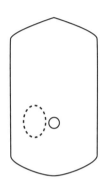

図2_129

- 臍傍右に動悸が有り臍下に神が無い腹候。
  心が腎に水を要求しても腎は要求に応えられず、
  火が高ぶり水源を乾かしている。

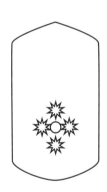

図2_130

- 胸腹部が虚して暴慢し張っている。更に皮膚が
  緊張し押圧すれば神が無い腹候で上下左右に動
  悸が有る。これは不治である。

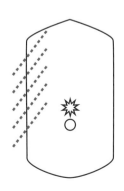

図2_131

- 水分に動悸が有り且つ押圧すれば痛むのは相火
  が孤立している。
  その場合は右季肋部に反応が出る。

40　血疾 （肝血の泄する現象で血は陰に属す為に、下穴より出るのを順とし上穴より出るのを逆とする）

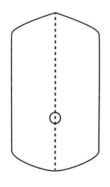

図2_132
- 吐血は実火により生じるモノであるから任脈に現れる。そして諸血症は胸腹の動悸が強い。些細なことに驚き易い者は外状が激しくなくても多くは不治である。
  虚煩、胸腹時痛、腹皮拘急而熱、不可坐、腹中灼熱有、任脈牢堅、腹象陰陽不可 （内衄証不可治）
  ・吐血は胃が肝により患った場合を原因とする。
  ・衄血は肺が肝により患った場合を原因とする。

41　積聚

　『内経』『難経』に積聚の定義が書かれている。これによると積は陽、聚は陰によるため積病を五種、聚病を六種に分けて治療する。積聚と類病である痃癖との違いは、積聚が気滞により生じるのに対し痃癖は血滞により生じる。気は血を行らせ血は気により行らせられることから、積聚の治療には行血剤を用い、痃癖の治療には行気剤を用いるのである。

- 腹内で上下左右に動いて押圧すれば移動するのは聚病で、移動しないのは積病である。
- 積聚は皆動悸がある。手に突き上げる様に触れて感じるのは気の積聚によるが、これは流水が激しく石にぶつかった時に起こる波の様なモノである。

42　傷食

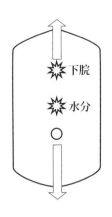

図2_133

- 傷食の腹候は常に凝滞物がある。外は軟らかい
  が張力がある。
  この凝滞物のベクトルが上方に向かっていれば
  吐法、下方に向かっていれば下法、中間で動か
  なければ両方用いればよい。

43　嘔吐

- 嘔吐は中焦脾胃の主病で胃口を開いて中焦を順和するとよい。
- 嘔吐して腹壁が激しく動いている場合は、その動きを先に止めることが大
  事で後から薬汁を与える。この場合鎮静させるのには鍼がよく、薬は丸薬
  がよい。

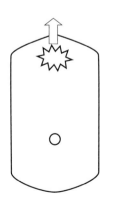

図2_134

- 嘔吐の基本的な腹候は鳩尾から上が激しく動く
  事が多い。

44 膈噎・翻胃（膈噎は膈が塞がって通じず食物が降りない症状を言う。反胃は食物を食べることが出来るが直ぐに吐いてしまう症状を言う）

図2_135
- 膈噎の腹候は中脘を押圧すると板の如く堅い。

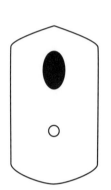

図2_136
- 未病の膈噎は上脘・中脘を押圧すれば硬堅である。そして表は潤い腠理は開いていないが、裏は硬くゴツゴツした感じがある。
  二カ所を押さえて腹に神が無い者は不治である。

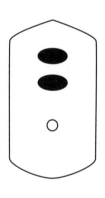

図2_137
- 膈証は左臍に杯状の硬結物がある。これは食物が滞り動いていないモノであるから死証である。

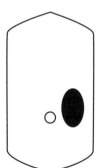

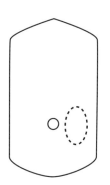

図2_138
- 膈証で左臍に停滞物が無く空虚に感じる胸膈に気滞がある場合の治療は可能である。

- 膈証の腹候は表裏共に堅く腠理が開いている。
- 反胃の腹候は中脘が脱して弱く胃の陽気が虚脱している。
- 膈噎は内に水穀の潤いなく腹皮が乾き焼けた土の如くである。

45　痺（気閉塞不通流也。風寒湿三気が侵入して成る。或いは痛痺、麻痺、手足緩弱の症状を表す）

図2_139
- 風寒湿の三気が表より閉ざされて皮膚の内で閉塞したことを表す。これは痛風症である。

動悸があり甚だしい

46　痿（血虚火盛して肺が焦げたことにより発症する）

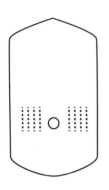

図2_140
- 天枢の左右を指で押圧し皮膚が乾いている場合は痿証である。

47　腰痛

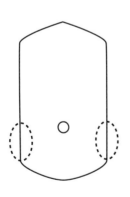

図2_141
- 京門附近の力が軟弱で指が入るぐらい陥没している。

48 消渇（腎水が虚して陰虚熱実になって腸胃の燥熱が甚だしく、津液が渇いて津液が作られずに気血が通らないことで三焦全体に症状を現す）

図2_142
- 軽手では表の感覚は柔らかく、重手では裏の感覚は不快感がある。
  消渇で右臍動悸は精気不足による陰虚盛火熱を表す。死証である。

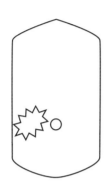

49 淋病（小便渋痛は熱が膀胱に客したことで滲泄出来ないことにより生ず）

図2_143
- 下脘、水分が実際に閉塞して胃中に湿熱が生じる場合は排尿が渋り痛む。

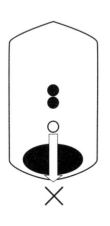

図 2_144
- 気海に動悸が有り大便が秘結して両尺位が実脈の場合は、胃中の湿熱が甚だしく排尿が渋り痛む。

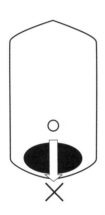

図 2_145
- 臍下が虚して補剤を用いなければいけない場合は排尿が渋り痛む。

50 小便閉（癃閉により物理的に排尿困難になった場合　多くは火邪が小腸・膀胱に絡して、膀胱の水が渇いて熱により閉じ小便が出なくなったことにより生じる）

図2_146

- 次第に大きくなって押さえて痛まない場合は虚証であるが、次第に大きくなって押さえて痛む場合は実証である。

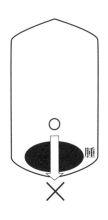

腫

図2_147

- 排尿が困難な場合は曲骨を押圧して軟らかい形状である。

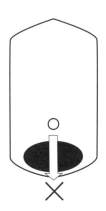

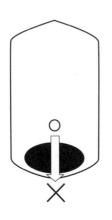

図2_148
▪ 轉胞が作られた場合、触診による臍下の塊が丸い物体であれば治療は可能であるが、塊が小さく核のように触れる場合の治療は出来ない。

51　卒死（心包絡に邪気が入り心気を奪うことにより発症する）

▪ 頓死の者の腹候は皮膚が実して腹底は無力を為す。
▪ 神の動脈を診て僅かでも脈動があれば鳩尾とその両側に深鍼をすればよいが、効力がなければ神闕に深鍼を行なえばよい。

52　中悪（恐驚により心気が上衝したことで生じる病症）

▪ 恐怖や驚きにより食物や気が下陥した場合は、経気の流れが水分に於いて結して塞がり、腹部の筋肉が硬直して臍で動悸を拍動する。

53　結毒

▪ 身体に毒が結した場合の腹候は心窩痞満或いは硬満する。
▪ 毒が結した場合の腹候は大柴胡湯症の腹候に似る。軽手にて異物が自覚出来るか、重手しないと異物が自覚できないのかで鑑別すればよい。
▪ 一般に意識の有無を確認し胎毒、小瘡（切り傷による毒の侵入）、梅瘡（梅毒）、痘瘡等が内攻して気を攻めていないかを見極めなければならない。いずれにしてもこれらの内攻状況は必ず心窩に於いて見ることが出来る。し

かしこれらを詳らかにしても見極めなければ天刑の病（元々生まれながらに
してある病）による腹候である。

- 外毒に侵された場合は顔面色が失われて表情がなく、合谷から肩に至り力が
抜けて入らず腹候も虚脱になっていることが多い。しかし天刑の病でもこれ
らと同様な腹候を見るので弁証しなければいけない。その診察箇所は天庭
（額部分）の血色、皮膚の状況、脈候、腹候等を参考にすればよい。

- 外因の毒が内攻した場合の腹候は、左胸の下を撫でると硬くなっていること
が多く着毒の証である。

- 身体の左は表・陽である為に右胸より先にこの部に着毒の兆しを見る。今昔
外瘡の因がないのにこの部が硬くなっているのを見ることがあるが、これは
瘀血が瘀熱化して吐血する病症の腹候が多く、虚して腹皮拘急していること
が多い。

- 外瘡と瘀血は外をよく鑑別しなければならない。

- 湿毒による腹候は臍下一寸のところで凝結して動気することが多い。この時
の手足痛は凝結が消失しない限り治らない。左臍下から上方に向かう反応は
毒が上方に向かう勢いを知ることが出来る。

- 古い毒は左横骨上に斜めに箸程度の太さの筋の緊張を見るが、時間的に新し
い毒はこの部の筋の緊張を見ることはない。

- 湿毒に患わされた人は臍上五六分のところで任脈を跨いで左右一寸の胃経と
腎経の間に必ず動悸がある。この時寸口位の脈動とその動悸が応じていれば
瘡毒を疑わなければならない。

54　痘疹（水痘ウイルスを病源とする急性の伝染病で
　　　2～6歳の小児に最も多く発症する）

- 痘疹の治療は寒熱虚実を見極めることが大事であるが、しかしこれらは腹候
に表れにくいので脈候で判別しなければならない。寒熱を任脈上で知るには
水分より上に手を当て見極めるとよい。決して外表や仮証の虚実に惑わされ
てはいけない。

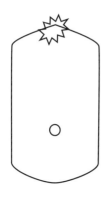

図 2_149

- 一般に風寒邪が熱化した程度では鳩尾の動悸は激しくならないが、しかし熱が甚だしく鳩尾の動悸が激しい場合は痘疹である。また掌中動脈も盛んであるから参考にすればよい。
- 痘瘡が出る場合でその動悸が鎮まればよいが、痘瘡が出て動悸がそれ以上に高まる場合は痘疹の毒が強い死病である。
- 痘疹の治療は寒熱をよく診て施薬しなければならない。その場合は方書に拘ることなく、実際の痘疹を患っている患者の形態に従わなければならない。その時の診断基準になるのは腹診である。

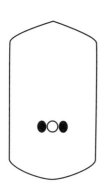

図 2_150

- 裏寒の場合は腹部の体表面、臍の両傍肓兪周辺の体表に熱があるが、少し時間をかけて探ると熱症状はなく僅かに冷感を有す。このとき口渇、数脈、痘疹色が紅紫等の熱症状があっても仮熱である。これらは寒邪により気血が凝滞して行らず、水寒が極まって仮火熱証になっているのであるから温薬で治療しなくてはいけない。実際痘疹はこの例が最も多い。またこれとは反対に寒戦、歯闘、痘疹色淡白、下痢等、任脈、肓兪附近に熱証があっても仮寒で伏熱による症状もある。これは熱が内に伏して散らず火熱証が極まって水証になっているのであるから寒薬で治療すればよい。痘疹の毒は臍下に現れることが多く肝経に反応を見ることが多い。このとき毒が多ければ肝経が熱により引きつけられて伸びず、毒が少なければ熱が少ない為に引きつける程度も少ない。

- 痘疹を患い臍下の動悸が強い場合は必ず死ぬ。
- 危急の痘疹は毒気が甚だ多いといえども相火が動いていなければ治療することは出来る。しかし外候が吉兆でも臍下の動悸が激しく高まっていれば治療していくことは困難である。
- 手掌で骨下を覆い動悸と呼吸が合っているモノはよい兆候である。痘疹の水膿が潰れて漿水が溢れている時に呼吸と動悸が合わなければ、内に毒気が盛んで正気が邪気により侵され治療は困難である。

- 痘疹の程度を知る方法は小腹の動悸で診るが、小腹の動悸が軽ければ痘疹の程度も軽く、小腹の動悸が激しい場合は程度も重篤である。
- 皮膚が枯燥して潤いが無ければ熱も激しいので治療するのは困難である。他症が佳兆であっても危険な状態で虚里の動も鐘が響く如く鼓動している。
- 小腹の動悸が激しく痛む場合は毒であるから大黄を用いてこれを下せばよい。
- 痘瘍で不容まで動悸が高ぶっているのは難治である。
- 痘瘡の患者で臍下を候い左右の動悸が弱ければ毒も弱く強ければ強い。
- 虚里の動が甚だしければ危険な病症であるが、不整脈を打っていなければ直ぐに下法を用いればよい。
- 痘疹で破膿している時に微かに動悸がするのは正常である。仮にこれより八九日後心窩に動悸があって胸部全体に広がるが、腹部に動悸がなくても強くない場合は必ず煩燥して亡くなる。
- 腹部の動悸の根を再び強くすれば他の諸症状も治すことが出来る。これは秘中の秘事である。

55　死生（人の生死を論ず）

- 『内経』『難経』で述べられている死生を決す診察は脈法により決められているが、腹候でも死生を決することが出来る。
- 医家が病人の腹部を押さえて下腹部の気海に気が充ちて有力であれば、中にモノがあっても元気が充実しているので生きるが、気海に気が満ちず無力な場合は元気が虚衰しているので病は大変重い。大病後にこのような腹候であれば必ず三十日以内に亡くなる。
- 鳩尾下の細い腹筋を摘んで皮と肉が離れる場合は十四五日以内に亡くなる。腹部の動悸が肋骨まで追る場合は七日以内に亡くなる。これらは全て病中病後の診察基準である。例え人迎寸口脈が調っていてもこれらの腹候を見る場合は不治である。
- 邪気が除かれた後腹部の上下左右の均衡が取れ、脈の浮沈遅数が調い足温する場合は回復する。しかし邪気が除かれた後腹中が不快で小さな石が多く入っている様に感じる場合や、腹中に力が入らず空虚に感じる場合は不治である。
- 腹候で虚証、実証に片寄った場合があるが、これらのうち虚証に片寄った場

合は、腹皮と背骨が合わさりそうになって筋脈が引き攣り、僅かに痙攣して身体が熱く衣類を脱ぎたがるが、これは陽の極の病症である。実証に片寄った場合は、腹皮が充填して鳩尾を越えて脹満し硬く動悸の伝わりも遅く勢いがない。このとき煩燥すれば陰の極の病候である。どちらも死証である。

- 久病の病人は一日診た位で吉兆が出ても生きると判断してはいけない。その後二三日経ってから悪化することはよく経験する。医家はよく判じなければならない。

- 腹部の筋肉が消瘦して背部と合わさりそうで鳩尾、両脇下、臍傍の肉が陥下している場合は臓腑を触って痞壊と思い易いが、これは大虚不治の病候である。よく診ない医家はこれを病邪と思い攻下することが多い。

- 病んだ老人の腹候を岩戸腹といい、腹皮と背骨が合わさりそうである。三年後程度に亡くなることが多いが、これは臓物が渇いたことによる。また任脈が火箸の如く熱く硬く緊張し臍にかけて攣急し左右に分かれていく場合も、三年程度で大病を患い亡くなっていくことが多い。

- 一般に病で死に至る場合は臍下の動悸が必ず上衝し胸下に至ることが多い。そして動悸に加え皮と肉が分離するのが外見からも明らかになる場合は必ず死兆であることが多い。

第3章

臨床例

これまで脈法と腹法の日本独自の診察方法について述べた。本章では比較的多い来院症状についての概略を述べる。

Case1　班疹

　通称「アトピー性皮膚炎」と呼ばれる症状である。朱丹渓は「風熱が痰を挟む事で発症する。班疹にはいくつか種類があるが、瘡発・掀腫の症状は少陽三焦相火が原因とする事が多い。紅赤は胃熱、紫黒は胃爛が多い。」と述べ、李梃、薛己等も自著で述べているが的を射ていない。恐らく現代程病む人が多くなかったのだろう。兎も角多くの皮膚炎の方を治療させていただいた経験と学びで思うのは、一部の医家も述べているが、皮膚管理をする肺を剋している相火を見定めて、適切に瀉して除く「下法・下剤の使い方」であり、その為には患家との対話で食養生を説いて納得し実行しなければ決して治る事はない。つまり食事の仕方が悪く排泄が十分に出来ないからこそ、身体は体表の毛細血管から出されなかった毒を出そうとして痒みを態と作り、自ら出血するまで掻くことで毒を出しているのであるから、本来の毒を出す大便で排毒させれば治る。これは出血すれば痒みが治ることで証明される。しかし食事の偏り、緊張による赤面症、他病からの波及等でも全く同じ皮膚症状をみるが、脈を診れなくても皮膚に触れて乾湿を確認する、痒みが発症している場所の理由を理解する、そしてその裏付けを推測して問診により証明するだけでも鑑別は可能である。私は凡医による無節操・無計画・大量長期によるステロイド禍による"再生を諦めさせられた皮膚患家"を数多く診て来た。治療は結果が全てで患家の人生にかかわる事である。心当たりのある医家は所業をよく見て猛省していただきたい。

Case2　腸澼下膿血

　通称「潰瘍性大腸炎」と呼ばれる症状で『素問・太陰陽明論』に「五藏に至った邪は填満閉塞、下爲飱泄久爲腸澼の症状が現れる。」『霊枢経・本輸篇』に「肺合大腸．大腸者．傳道之府．」『難経・三十五難』に「大腸者．肺之府．」と書かれている疾病で、この病気で来院される方も多く、概ね結果は良好である（実妹も服薬を一切せず、鍼灸治療だけで快癒し検査も良好で暮らしにも現在不自由は

ない）。しかし全ての患家が治っているのではなく、男性の方が女性よりも治りが悪い。その治療結果に男女差があるのは相火の勢いの違いと、女性の生理現象による特有の排邪気が可能だからである。この病気も班疹と同様、肺気を何が剋したかを探して適切に瀉法を行えば期間が長くかからずに癒える。則ち熱が籠る事を嫌がる肺臓が大腸に熱を移譲させて下痢により排熱しているのである。臨床的に右寸口脈の渋は悪化前兆なので、この脈に胃の気が満ちて沈細になるように配穴すればよい。そして腹診は胃三脘の邪気の反応を中心に診る。鍼灸治療では右陥谷瀉法への手技次第で効果に差が出る。いずれにしても血病なので効果が出るまでには少し時間がかかるが、合理的に短期間の治療で出血と腹痛等の激しい症状を止めないといけない。原因がストレス程度にしか認識出来ない医家には快癒させることは難しいであろう。

Case3　咳嗽

　『素問・咳論』の冒頭に「五臓六腑の病は全て人に咳を発現させる。決して肺病単独で起こるモノではない。」と書かれているように、咳は 11 種類ある。更に四季ごとにも特有咳があるが基礎知識だけでも鑑別は容易であるし、歴代の古典に配穴も投薬も明確に書かれている事から疾患数が多かったのだろう。『難経・十一難』に「人の死は肺気の停止による呼吸停止時点とする。」と書かれているように、鍼灸医学は肺気を中心に作られた論理であるから、肺臓に邪気が侵入して肺気が乱れた場合に見る症状が対象疾患になる事が多い。脈は全体的に浮数実を表して魚際にかけて長脈を診る。このとき尺位脈が短脈なら予後は悪い。腹部は夢分流心窩から胃土にかけての邪気を如何に除くかがポイントになる。打鍼が得手であればこれだけでも十分に治る。この疾患も食事に左右され、特に小麦の摂取を控えないと決して治る事はない。それには自分が咳をして止まらない時があれば、二三日小麦を全く食べない事で起こる身体変化を観察して、脈が見れる鍼灸師に頼んで治して貰えれば今後の治療に役立つと思う。何事も経験に勝る学びはない。

Case4　中風・傷寒

　『傷寒論』に詳細に書かれているので述べる事はなく脈に従い配穴すればよい。

但し“中風と鼻炎”は鼻水、鼻詰まり等の初期症状が酷似する。初学の方は先ず鼻症状の鑑別から始めるとよい。右合谷瀉法が鍼で上手く出来れば鼻詰まりは直ぐ通る。その体験を始めの第一歩にして経穴の存在を確認すればよい。自分が確信持てないことを患家に求めても説得力はない。そして学びが進み自信が僅かに出来れば家族を治療してから他人を治療する。

　凡そ少し出来るようになった鍼師が一度はかかる症状が「中工之所害」、いわゆる“うぬぼれ病”で、この処方箋は「自分の子供の夜間発熱が治せるか」であり、治せなければ高熱による脳性麻痺に至る。常にここを基準にすれば鼻高による失敗がない。

　患家は医家を頼りきって来られる、中途半端な自惚れは患家の心に大きく傷を残すと同時に、その後の人生を狂わせることもあり、医家としての社会的責任を問われることもある。

Case5　痺病（筋痺・骨痺）

　通称「リウマチ」と呼ばれる疾患である。『素問・痺論』に「痺病は風寒湿の三種の邪が合わさって侵襲し、経絡営衛気血の流れを閉塞することで発病する。そもそも痺病は血気の虚に邪気が乗じる事で発病する。」と書かれている。そしてステロイド剤を大量に投与されて最初とは違う疾患に至り、誤診で人生を狂わされた方が来院する。

　凡そ「専門医」と呼ばれる医家がいるが、患家が専門医を紹介されていく場合、「その関節腫痛はリウマチか否かを尋ねに行く」のだが、専門医は「自分がその専門医である為にリウマチ以外の判断が出来ない、つまりリウマチ専門医に行く時点で、その疾患がリウマチか否かを判断されることもなくリウマチが確定される。」これが悲劇の始まりで誤診はこのように作られる。どうして薬を長期大量に投与しても悪化する現実を見て間違っていると思わないのだろうか。例えると「普通道に迷った時は最初の地点に戻るが、彼らはゆっくり歩いたから迷ったと考えて走り出す」ようなもので、効かないのは量が少なかったからだと思い量を増やしていく。特に大学病院で間違ってリウマチのタグが付けられると、もう誰にも外されることもなく一生間違われたまま治る事もなく痛みの中で過ごすしかなくなる。恐らく誰かが気付いても、今更言えないのでそのまま来なくなるのを願っているに違いない。その間違った医家を諦めた患家が、諦められずに突然鍼

灸院に来られるのである。「どうしてこのような事になったのだろう、ただ病院に行っただけなのに」とはよく聞かされる。医家には治らないままに自分の前からいなくなった患家を思う気持ちがまだ残っていて欲しいと思う。

　少し口幅ったい事を述べた。仮に本章を読まれて憤怒する医家がいれば既に病は重篤で、処方して治療する術はもう既に失われている。手遅れである。

参考文献

脈経〈全四冊〉	王叔和　小曾戸丈夫校注　池田政一訓訳		谷口書店
中医脈診学	趙恩倹		天津科学技術出版社
中華医書集成全 33 巻			中医古籍出版社
瀬湖脈学	李時珍		
診家正眼	李中梓		中国医薬科技出版社
脈訣匯辨	李延是		中国医薬科技出版社
四診抉微	林之翰		中国医薬科技出版社
中医十大経典全録	陳振相　栄貴美編校		学苑出版社
医経溯洄集和語鈔	岡本一抱子		盛文堂漢方医書頒布会
医学三蔵弁解	岡本一抱子		盛文堂漢方医書頒布会
医学切要指南	岡本一抱子		盛文堂漢方医書頒布会
病因指南	岡本一抱子		盛文堂漢方医書頒布会
正誤中風治法指南	岡本一抱子		盛文堂漢方医書頒布会
傷寒論弁脈法平脈法講義	大塚敬節		たにぐち書店
脉法私言	浅田宗伯　長谷川弥人訓注		たにぐち書店
鍼灸医学診解書集成 6 巻	池田多喜男監修		オリエント出版社
日本漢方腹診叢書 6 巻	松本一男監修		オリエント出版社
臨床実践鍼灸流儀書集成 13 巻			オリエント出版社
東洋医学雑誌復刻叢書 6 巻	森秀太郎監修		オリエント出版社
臨床漢方病床学叢書 4 巻（傷寒論正義）	吉益南涯		オリエント出版社
蕉窓方意解	和田東郭		盛文堂
腹診秘録	和田東郭		
古方便覧	楢脇荒隆		公文館
方術説話	荒木性次		方術信和会
漢方医学書集成 10 巻薬徴（異本）	吉益東洞　大塚敬節・矢数道明責任編集		名著出版
近世漢方医学書集成 37 巻（気血水薬徴）	吉益南涯　大塚敬節・矢数道明責任編集		名著出版
薬徴続編	邨井杧		写本
金匱要略	吉益南涯		岳麓書店
類聚方廣義	尾台榕堂		燎原書店
腹証奇覧　全	稲葉克文礼　和久田寅叔虎		医道の日本社
古今腹証新覧	小川新　池田多喜男　池田政一		漢方の友社
方証学　後世要方釈義	矢数有道		緑書房
弁釈鍼道秘訣集	藤本蓮風		自然社
漢方腹診講座	藤平健		緑書房
黄帝内経と中国古代医学	丸山敏秋		東京美術
鍼灸医学と古典の研究	丸山昌朗		創元社
鍼灸医学源流考	藤木俊郎		續文堂出版
東洋医学講座	割石務文		Bewell 北山治療院
日本鍼灸史学会論文集			日本鍼灸史学会
小解剖学書	清木勘治		金芳堂
イラスト解剖学	松浦譲兒		中外医学社
生理学	真島英信		文光堂
目でみるからだのメカニズム	堺　章		医学書院
イラストでまなぶ生理学	田中越郎		医学書院
愚解経脈論	木田一歩		静風社
藥方愚解	木田一歩		静風社
傷寒論鍼灸配穴選注【改訂版】	単玉堂　木田一歩訳		静風社

本文古典引用：小林健二氏作　デジタル版テキストファイル CD － ROM
その他多書参考

『邦医学教室』動画配信のお知らせ

　邦医学講義の動画記録「邦医学教室」を著者Youtubeチャンネルにて配信しています。右記QRコードからアクセスできますので、本書の参考にしてください。講義は下記カリキュラムにしたがって、随時更新中です。

「邦医学教室」カリキュラム

つづきのこと

「確かに検査では正常なんですが。」「でも先生、痛くて昨日も一睡もできませんでした。」このような不毛な会話が、今日もどこかの診察室であるかもしれない。何時から日本の診察はこのようになったのだろうか。もちろん全ての医家がこのようであるとは思いたくはないが。

凡そ診察は観察である。それは最初の挨拶から既に始まり、9つの問診によって病状を推測し、近過去は脈診で遠過去は腹診により確証する。そして得た情報から手術を行い経緯と結果を予測して養生を伝える。僅かこれだけの過程で古人は人を病苦から救ってきた。私はその洞察力に近づかんとして日々研鑽している。

本書は"病は感染から"を金科玉条とする現代医学とは一線を画し、"病は邪気により"を信念とする過去医学の復活を目的にプログラムして著作した『邦医学テキスト』の一冊である。

尚本書制作過程でお手伝い頂いた『三つ葉会（現邦医学教室）』の方々、また本書末尾ではありますが静風社の岡村静夫、真名子漢両氏にお礼申し上げます。「ありがとうございました。」

蛇足

最後までお読み頂きありがとうございました。本書が日々の臨床でご努力されておられる先生方の知識の足しになれば幸いです。

最後になぞなぞがあります。臨床の隙間でお考え下さい。

「同じ時間でも、好きな事をしている時は時間経過が速く感じ、嫌な事をしている時は時間経過が遅く感じるのはなぜでしょうか。」心理医学ではなく内科医学でお答え下さい。

満月がやや欠けるころに

一歩記す

『邦医学教室』のご案内（木田一歩主宰）

　当教室は日本漢方が最も隆盛を極めた江戸後期の医術方法を最大限に尊重して、現代の医療知識とリンクさせ、かつ素問医学に含まれている矛盾や、未解決の諸問題に対して、多くの意見や書籍の中から現時点での一結論を求め、それを臨床の中に織り込み、少しでも病める方々の救いとなるべく、多くの賛同者とともに討論を重ねることを趣旨としています。

　なお授業料はすべて 2011 年に発生した「東日本大震災」の義援金として寄付しています。

（お問い合わせ先）

木田鍼灸院

〒 673-0534

兵庫県三木市緑ヶ丘町本町１－２７９－５

http://kidashinkyuin.com

E-mail：hoigaku.kyoshitu01@gmail.com

　　　　（邦医学教室）

既刊本

『愚解経脈論』

『藥方愚解』

『診法愚解』

出版予定の邦医学テキストシリーズ

『難経愚解』

『現代版素問諺解・総論編』

『現代版素問諺解・各論編』

『現代版霊枢諺解』

『新釈陰陽論・格致余論』

『愚解傷寒論・尚論』他

■著者略歴

木田 一歩（きだ いっぽ）

　1963年癸卯生。二十数年後鍼師・灸師免許取得。在学中から多種多様な方々と交わり、行動や意見を見聞きして自問自答して考えた結果「人不頼・自習」に至る。現在、古典に書かれている事柄を、鍼灸治療の臨床現場で実践して研究を続けながら、書籍の執筆を行っている。著書に『愚解経脈論』『藥方愚解』『傷寒論鍼灸配穴選注 改訂版』（静風社）がある。

　また後進の向学を目的に第1次邦医学教室（三つ葉会）を主催、現在は東日本大震災義援金作りを目的に第2次邦医学教室を開室中。

■カバー画作者略歴

川崎 誠和（かわさき よしかず）

　1949年1月14日下関市で生まれ、市内の高校卒業後、1972年3月、日大芸術学部美術科油絵専攻卒業。画業は高校生時山口県展覧会入賞。審査委員長香月泰男、大学二年モダンアート美術協会展初入選（都美術館）以降1965年会友、準会員、会員を経て退会。現在、土日会（糸園和三郎氏命名）会員。モダンアート展、萩市長賞、山口県展、宇部ビエンナーレなどへ出品、個展銀座、グループ展、新宿画廊絵夢等多数。

診法愚解（しんぽうぐかい）　邦医学（ほういがく）テキスト 3

2021年1月1日　第1刷発行

著　　　者	木田一歩（きだいっぽ）	
発　行　者	岡村静夫（おかむらしずお）	
発　行　所	株式会社静風社（かぶしきがいしゃせいふうしゃ）	
	〒101-0061	
	東京都千代田区神田三崎町2丁目20-7-904	
	TEL 03-6261-2661　FAX 03-6261-2660	
	http://www.seifusha.co.jp	
本文・デザイン	有限会社オカムラ	
カバー画	川崎誠和	
印刷／製本	モリモト印刷株式会社	

© KIDA IPPO

ISBN978-4-9909091-9-2
Printed in Japan
落丁、乱丁本は弊社送料負担にてお取り替えいたします。

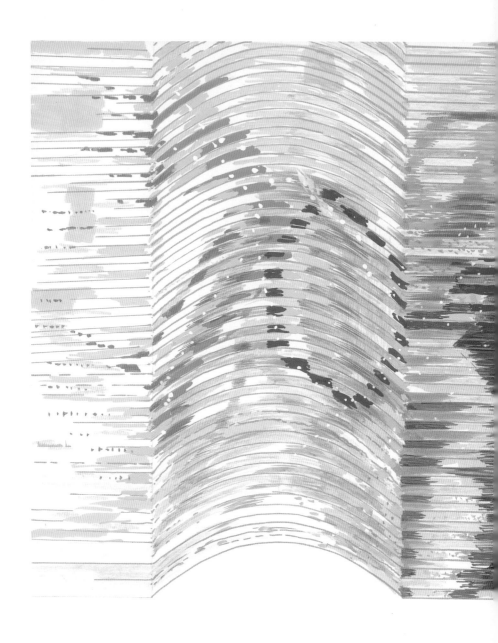